Der endemische Kropf.

Der
Endemische Kropf

mit besonderer Berücksichtigung des Vorkommens im Königreich Bayern.

Von

Dr. A. Schittenhelm und **Dr. W. Weichardt**

a. o. Professor der klinischen Propädeutik

a. o. Professor und 2. Direktor d. Kgl. bakteriologischen Untersuchungsanstalt

an der Universität Erlangen.

Mit 17 Textabbildungen und 2 Tafeln.

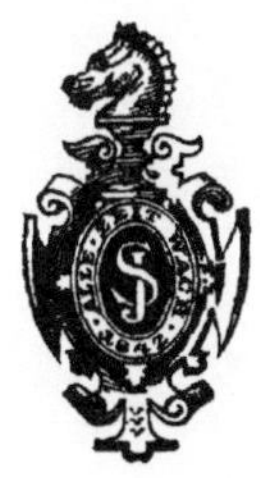

Springer-Verlag Berlin Heidelberg GmbH 1912

Additional material to this book can be downloaded from http://extras.springer.com

ISBN 978-3-662-38735-1 ISBN 978-3-662-39622-3 (eBook)
DOI 10.1007/978-3-662-39622-3

Vorwort.

Daß der endemische Kropf vornehmlich in gebirgigen Ländern vorkommt, ist allgemein anerkannt. Man hat ihm deshalb gerade in solchen Ländern besondere Aufmerksamkeit geschenkt. In Europa ist es vor allem die Schweiz, in der bis in die neueste Zeit in eingehendster Weise Kropfstudien getrieben worden sind.

In Bayern spielt die Kropferkrankung gleichfalls keine geringe Rolle; es haben sich auch hier gute Bearbeiter gefunden. So sei vor allen Dingen auf die Detailforschung von Höfler[1]) im Isarwinkel hingewiesen.

Eine Bearbeitung, die das ganze Land umfaßt, liegt bisher nicht vor. Und doch scheint uns die Berücksichtigung eines größeren Gebietes mit den verschiedensten Formationen und den verschiedensten Bevölkerungsverhältnissen besonders wichtig. Bewahrt sie doch vor irreführenden Schlüssen, die nur zu leicht demjenigen unterlaufen, der nur ein kleines Gebiet mit im wesentlich gleichen Verhältnissen bearbeitet.

Unsere Forschungen waren uns nur dadurch ermöglicht, daß das Kgl. Ministerium des Innern die seinem Ressort unterstehenden Behörden in Entschließungen vom 23. Februar, 14. April und 22. Juni 1910 anwies, uns „bei der Ausführung der Untersuchungen durch beamtete Ärzte und auf Grund von vorhandenen Akten, Aufzeichnungen und Feststellungen zu unterstützen".

Zugleich verdanken wir der Vermittlung des Ministeriums des Innern einen uns vom Kriegsministerium zur Verfügung gestellten Auszug aus den Aushebungslisten vom Jahr 1906—1910.

Allen beteiligten Behörden möchten wir an dieser Stelle unseren Dank abstatten für ihre uns allenthalben erwiesene Unterstützung. Vor allem war es unseren Studien förderlich, daß Herr Ministerialrat Prof. Dr. Dieudonné ihnen fortdauernd das lebhafteste Interesse entgegenbrachte.

Es war uns auf unseren zahlreichen Reisen, die wir in für die Kropffrage besonders interessante Gegenden unternahmen, vergönnt, von vielen Kollegen, die der Kropfforschung lebhaftes Inter-

[1]) M. Höfler, Kretinistische Veränderungen an der lebenden Bevölkerung des Bezirkes Tölz. Beiträge zur Anthropologie und Urgeschichte Bayerns. München 1887, VII. Bd., S. 207, und M. Höfler, Der Isarwinkel. München 1893.

esse entgegenbrachten, mannigfache Förderung zu erhalten. Ihnen hier einzeln für die anregenden Stunden, die sie uns gewidmet haben, zu danken, sind wir nicht imstande. Sie alle sind an dem Gelingen unserer Untersuchungen direkt beteiligt.

Zum Schluß wollen wir nicht verfehlen, Fräulein Schmidt-Herrling, die uns in ausgezeichneter Weise beim Ordnen und Registrieren des ungeheuer großen allmählich eingelaufenen Materials behilflich war und die Karten in künstlerischer Weise zeichnete, unseren besten Dank auszusprechen.

Erlangen, im Juni 1912.

Die Herausgeber.

Inhaltsverzeichnis.

Erstes Kapitel.

Einleitende Ausführungen.

> „Der Kropf ist ein in gebirgigen Gegenden zu allgemeines Leiden, als daß er von den Ärzten hätte unbeachtet bleiben können, weshalb sich auch mehrere so erschöpfend über diesen Gegenstand ausgesprochen haben, daß es leicht überflüssig scheinen dürfte, noch etwas darüber zu sagen."
>
> Hancke in C. W. Hufelands Journ. d. prakt. Heilk. 1838, V. Stück, S. 77.

In jüngster Zeit ist namentlich durch die Untersuchungen der Schweizer Schulen die Erforschung der Kropfätiologie wieder zu einem aktuellen Arbeitsgebiete geworden. Besonders hat Bircher jun.[1]) in Fortsetzung der Arbeiten seines Vaters die Theorie, daß die Bodenformation das ausschlaggebende Moment für die Kropfentstehung sei, wieder propagiert. Nach E. Bircher soll ein kolloidales Toxin aus Schichten bestimmter, früherer Erdperioden in das Wasser gelangen und ihm dadurch kropferregende Eigenschaften verleihen. Zum Beweise seiner Anschauung führte E. Bircher Tränkungsversuche mit Kropfwässern durch und sah, daß Versuchstiere am kropffreien Orte mit Kropfwasser gefüttert, kropfig wurden.

Derartige Tränkungsversuche, welche die Infektiosität des Wassers beweisen, lagen im Grunde genommen schon, wie Ewald[2]) hervorhebt, seit langer Zeit vor. So hatten Klebs und H. Bircher bereits entsprechende Hundeversuche angestellt, ohne zu beweisenden Resultaten zu kommen. Dagegen erzielten Lustig[3]) und Carle[4]) positive Befunde, indem sie in kropffreier Gegend Hunde und Pferde viele Monate lang mit Kropfwasser fütterten und danach tatsächlich in einzelnen Fällen eine beträchtliche Vergrößerung der Schilddrüse erhielten.

---

[1]) E. Bircher jun., Zur experimentellen Erzeugung der Struma, zugleich ein Beitrag zu deren Histogenese. Deutsche Zeitschr. f. Chir. **103**, 276 (1910). — Zusammenfassender Artikel siehe Fortschritte d. naturwissenschaftl. Forschung **2**, 273 (1911).

[2]) C. A. Ewald, Die Erkrankungen der Schilddrüse, Myxödem und Kretinismus. Nothnagels Handb. d. spez. Pathol. u. Ther., 2. Aufl., Wien 1909, Bd. 22.

[3]) Lustig, Über die Ätiologie des endemischen Kropfes. Verhandl. des X. intern. Kongresses in Berlin 1890, Bd. 2.

[4]) Carle, La Riforma Medica 1888, p. 191.

Andererseits waren zahlreiche gut beobachtete Fälle bekannt, in denen Menschen aus kropffreier Gegend, als sie in Kropfgegenden einwanderten und Kropfwasser genossen, meist relativ rasch Vergrößerungen der Schilddrüsen zeigten, die bei Nichtgebrauch des Kropfwassers wieder schwanden. Recht bemerkenswert scheinen uns in dieser Beziehung die von vielen Seiten wiedergegebenen Berichte über die Kropfepidemien in Garnisonen, Kasernen, Pensionaten usw.

Eine geradezu klassische Schilderung einer im Jahre 1819 in Silberberg in Schlesien beobachteten Kropfepidemie gibt der Regimentsarzt Hancke[1]), dessen einleitenden Satz wir bereits als Motto wiedergegeben haben. In dem am Fuße des Eulengebirges gelegenen Städtchen Silberberg war der Kropf endemisch und die Beobachtungen wiesen schon damals darauf hin, daß im Wasser der wesentlichste ätiologische Faktor zu suchen sei. In die dort gelegene Festung kamen junge Mannschaften aus dem Flachlande, meist aus Polen, als Bestandteile des die Garnison bildenden 1. Bataillons des 37. Infanterieregiments. „Kaum waren die jungen Soldaten“, so schreibt Hancke, „3 Wochen in dieser für sie an ungewohnten Einflüssen so reichen Garnison, so klagten schon mehrere beim Bergsteigen über Brustbeklemmung und Atmungsbeschwerden. Die Untersuchung dieser Leute ergab, daß der Hals derselben vorn etwas aufgetrieben und die Schilddrüse angeschwollen, jedoch noch weich war; da sie sich aber sonst noch gesund fühlten, so veranlaßte ich, daß ihnen gestattet wurde, mit geöffnetem Kragen den Dienst tun zu dürfen. Die Zahl der von diesem Leiden Ergriffenen nahm aber bald bedeutend zu, und im Anfange des Jahres 1820 mußten schon einige 20 ins Lazarett genommen werden, bei denen die Schilddrüse und das sie umgebende Zellgewebe eine solche Ausdehnung genommen hatte, daß die Menschen auch bei geöffnetem Kragen nicht nur keine Dienste mehr tun konnten, sondern auch nicht imstande waren, befreit von allen beengenden Bekleidungen, Waffen und Gepäck, ohne Brustbeklemmung die Berge zu steigen.

Dies war jedoch nur die geringere Zahl, und eigentlich nur die, bei denen sich der Kropf schon wirklich bedeutend ausgebildet hatte, aber mehr als noch einmal so viele hatten auch Anschwellungen des Halses ...

So langsam die Entwicklung und Ausbildung dieses Leidens in dem trockenen Sommer des gedachten Jahres vor sich gegangen war, eben so rasch bildete es sich in dem höchst nassen, kalten und stürmischen Herbst aus, so daß sich am 17. November sechzig und bis zum 20., also in drei Tagen, über hundert von dem dreihundert undachtzig Mann starken Bataillon kropfkrank meldeten, deren Zahl sich so vermehrte, daß im Dezember von der ge-

[1]) Hancke, Beobachtungen über den Kropf, dessen ungewöhnlich häufige und rasche Entwicklung, sowie über dessen erfolgreiche Behandlung. C. W. Hufelands Neues Journ. d. prakt. Arzneikunde u. Wundarzneikunst **3**, 5. Stück, S. 77ff.

samten Mannschaft nur noch einige siebzig vom Kropfe verschont geblieben waren ..."

Im weiteren Verlauf der Abhandlung macht Hancke die prophylaktisch-hygienisch wichtige Bemerkung, daß Menschen, die in der so infizierten Gegend das sehr kalkhaltige Wasser „vorher abgekocht, erkaltet und von dem entstandenen Bodensatz abgeklärt[1]), hierauf mit Wein und Zucker versetzt tranken, sehr selten Anschwellungen des Halses bekamen, und geschah es wirklich mitunter, so bildete sich doch niemals ein förmlicher Kropf aus".

In die für Kropferkrankung so außerordentlich disponierende Gegend kamen also die jungen, noch in der Entwicklung begriffenen Rekruten aus dem polnischen Flachland. Es ist für unsere Auffassung der Kropfätiologie besonders interessant, daß gerade diese von einer nie durchseuchten Bevölkerung stammenden jungen Leute so intensiv und subakut von der Krankheit ergriffen werden.

Die Durchseuchung des Bataillons wurde mit der Zeit so hochgradig, daß dessen Verlegung nach Schweidnitz verfügt werden mußte, und hier besserte sich nach Wegfall der Schädlichkeiten der Zustand sehr schnell. Die in Silberberg akquirierten Kröpfe gingen, sofern sie nicht zu hochgradig geworden waren, in einigen Monaten vollkommen zurück.

Wir haben hier eine von Hancke ausgezeichnet beobachtete und beschriebene Kropfepidemie, die einem **rassenhygienischen Experiment im großen** gleich zu achten ist, vor uns, und wir wählten dieses Beispiel vor allen anderen in der Literatur niedergelegten wegen seiner Anschaulichkeit und weil wir es hier mit besonders reinen, unkomplizierten Umständen zu tun haben.

Ähnlich instruktiv liegen die Verhältnisse in einer von John M'Clelland[2]) mitgeteilten Kropfendemie, welche in Deoba (Indien) zur Beobachtung kam. Dort waren von der ganzen Bevölkerung allein die Brahminen kropffrei, weil sie ausschließlich Wasser, das für sie von einer weitentfernten Quelle hergeleitet wurde, benutzten, während diese Leitung den anderen Kasten teilweise oder ganz verschlossen war. Die niederste Kaste (Domes), welche ihren ganzen Bedarf an Wasser einem Kropfbrunnen entnahm, war fast vollständig von Kropf befallen. Die mittlere Kaste (Rajpoots), welche teilweise gutes, teilweise Kropfwasser genoß, war zu zwei Dritteln kropfig. Bei der absoluten Abgeschlossenheit, die das indische Kastenwesen mit sich brachte, hatte sich hier eine biologische Differenzierung mit fast mathematischer Genauigkeit in der gleichen Bevölkerung ausgebildet.

Wir beschränken uns auf die Wiedergabe dieser in der Literatur

---

[1]) In bezug auf das Abkochen des Wassers und Ausfällen der Kalksalze siehe die neuesten Untersuchungen vom Jahre 1911 über experimentellen Kropf von Ch. Repin, Compt. rend. de la Soc. de Biol. No. 27. Näheres siehe S. 114 u. 115.

[2]) John M'Clelland in Kemaon, Geology. Calcutta 1835. Abgedruckt im Dublin Journ. of Med. Sc. **11**, 295 (1837).

kaum erwähnten Beobachtungen, die entschieden zu den instruktivsten gehören. Ist auch seither nahezu ein Jahrhundert vergangen, so sehen wir doch aus der Beschreibung, daß gerade diese Beobachtungen seinerzeit mit besonderer Exaktheit gemacht wurden. Bei der heutigen Fluktuation der Bevölkerung aber werden die Verhältnisse wohl kaum irgendwo in gleicher Reinheit wie in den beiden angeführten Fällen anzutreffen sein.

Hirsch[1]) führt in seinem bekannten Handbuch der historisch-geographischen Pathologie ein gut geordnetes Material von seltener Vollständigkeit über das Vorkommen des endemischen Kropfes und des Kretinismus auf und, wie unsere Literaturstudien uns zeigen, haben die späteren Publizisten reichlich aus dieser Quelle geschöpft. Bis in die neueste Zeit ergänzt wurde das Material durch die vorzügliche Darstellung von Ewald[2]). Auf beide Quellenwerke seien diejenigen besonders hingewiesen, die sich mit historischen Studien der Kropffrage beschäftigen wollen. Wir selbst verzichten auf eine nochmalige Wiedergabe der schon so häufig beschriebenen Literaturnotizen, die gewöhnlich mit den gleichen Zitaten aus Plinius, Vitruv und Ulpian beginnen.

Wir wenden uns vielmehr sofort zu unseren eigenen Studien, die uns berechtigen, einen von den neuesten zurzeit herrschenden Ansichten wesentlich verschiedenen Standpunkt anzunehmen. Gerade der Umstand, daß uns aus einem größeren Lande mit den verschiedensten Bodenformationen und verschiedenen Volksstämmen, sowie aus den verschiedensten Bevölkerungskreisen Beobachtungsmaterial zur Verfügung stand, war uns sehr förderlich und schützte uns vor einseitiger Beurteilung.

---

[1]) August Hirsch, Handbuch der historisch-geographischen Pathologie. 2. vollst. neue Bearb. Stuttgart 1883, Bd. 2, S. 83.

[2]) Ewald, l. c.

Zweites Kapitel.

Methodik der Untersuchungen.

Es ist ohne weiteres klar, daß wir bei der Erforschung einer Erkrankung, wie des endemischen Kropfes, dessen Ursache noch vollkommen in Dunkelheit gehüllt ist, auf dessen Entstehung wir aber dennoch schon jetzt wertvolle Hinweise besitzen, nach den verschiedensten Richtungen hin alle verfügbaren Hilfsmittel heranziehen müssen. Dazu kommt, daß gerade die Kropferkrankung wie wohl kaum eine andere alle verschiedensten Zweige der Medizin und Naturwissenschaften berührt. Die Methodik kann also naturgemäß keine einseitige sein.

Geologie, Topographie und Statistik, die Hilfsmittel der experimentellen Therapie und Hygiene, die der Pathologie und der Klinik liefern jede für sich zu beachtende Beiträge, und so haben wir in bezug auf Verhütung und Prophylaxe schon jetzt Grundlagen, die nicht außer acht gelassen werden dürfen.

Das am meisten gebrauchte Hilfsmittel zur Erforschung der Kropfätiologie ist die Statistik. Von ihr machten die meisten der sich mit Kropf Beschäftigenden ausgiebigen Gebrauch, und auch wir bedienten uns statistischer Auskünfte, die wir von den verschiedensten Seiten erhielten.

Im Verlauf unserer Studien jedoch kamen wir mehr und mehr zu der Überzeugung, daß statistisches Material über die Kropfverbreitung, aus welcher Quelle es auch stammen möge, mehr oder minder unvollständig ist. Ja, wir sahen zu unserem Staunen, daß Autoren, die lediglich oder auch nur in der Hauptsache mit statistischem Material arbeiteten, zu Schlüssen kamen und Kropfverbreitungen in bestimmten Gegenden eruierten, die beim näheren persönlichen Nachprüfen an den betreffenden Orten als den wirklichen Verhältnissen nicht entsprechend sich erwiesen.

Vor allen Dingen scheinen die in neuerer Zeit in Aufnahme kommenden Militärstatistiken geeignet zu sein, ein verzerrtes Bild über die Kropfverbreitung in einzelnen Orten zu geben. Nach unseren Erfahrungen, eingehenden Erkundigungen und Vergleichen mit dem anderen Material geben die Militärstatistiken nur Relativzahlen, die man recht wohl zur summarischen Beurteilung des Befallenseins größerer Bezirke benutzen kann. Es ist ja verständlich, daß eine auf die Aushebungslisten begründete Statistik nur beschränkten Wert haben kann, weil sie lediglich den männlichen Teil der Bevölkerung weniger Jahrgänge betrifft. Im allgemeinen sind die in diesen Listen angegebenen Werte zu hoch. Wir befinden uns in bezug auf die Bewertung dieser Statistik vollständig in Übereinstimmung mit Höfler[1]), der betont, „daß als Maß der Strumaendemie nicht die Größe oder der Umfang der einzelnen Strumae allein gelten kann, sondern vor allem die Häufigkeit, mit der dieselbe, ob groß oder klein, überhaupt zur Beobachtung kommt (weshalb sich auch die Rekrutierungstabellen nicht vollständig zu einer Strumastatistik verwenden lassen)".

Wie berechtigt diese Anschauungen sind, wurde uns mehr und mehr klar, als wir auf Grund unserer Studien zu einer einheitlichen Auffassung der Strumaätiologie kamen (s. weiter unten).

Durch die Unterstützung des Ministeriums des Innern stand uns nun das Material der Bezirksämter und die Mithilfe der Medizinalbeamten des gesamten Königreiches zur Verfügung. Wir traten mit allen in Korrespondenz und baten sie um Auskünfte über die Kropfverbreitung in ihren Bezirken. Diese teilten unsere Wünsche zumeist auch den in ihren Bezirken praktizierenden Kollegen mit.

Auch dieses Material, das uns in reicher Menge zufloß, war recht verschieden zu bewerten. Kollegen, die der Kropffrage schon von jeher besonderes Interesse entgegengebracht und längere Zeit an einem Orte ansässig gewesen waren, stellten uns nach allen Richtungen hin vollständige Daten zur Verfügung. In anderen Orten wiesen die Auskünfte offensichtliche Lücken auf, was durch den Vergleich mit den Zahlen der Nachbarbezirke und der Militärstatistik sofort auffiel.

Ganz wertlos erwiesen sich uns zumeist die Auskünfte von Bürgermeistern, die zweifellos in der Regel viel zu niedere Werte angaben.

Dagegen fanden wir unter den Lehrern allenthalben Beamte, die unseren Fragen großes Interesse entgegenbrachten und denen wir sehr gute Auskünfte verdanken. Es war uns das bei der Wichtigkeit, die wir in steigendem Maße im Verlauf unserer Untersuchungen gerade dem jugendlichen Materiale zuerkennen mußten, besonders wertvoll.

In manche Bezirke, aus denen befriedigende Auskünfte in keiner Weise zu erzielen waren, haben wir uns persönlich begeben, außerdem in alle Bezirke, die uns infolge der besonderen Häufigkeit der Erkrankung und der geologischen Formation vornehmlich beachtenswert erschienen. Dabei fanden wir im Verfolg der Ausbildung unserer eigenen Untersuchungstechnik, daß dieser Modus der einzig richtige ist für denjenigen, dem es darauf ankommt, eine ganz einwandfreie Anschauung über die Kropfverbreitung in einem Lande zu gewinnen.

Natürlich ist es zwei Untersuchern nicht möglich, alle Teile eines ausgedehnten Landes persönlich durchzuuntersuchen. Es dürfte hier

[1]) l. c. Beiträge z. Anthropol. usw. S. 211.

ein wichtiges Feld der Betätigung für hygienisch und klinisch besonders ausgebildete Kollegen noch offen sein. Ist doch, um nur die Einwohner eines einzigen Bezirkes in den verschiedensten Lebensaltern auf Strumabildung durchzuschen, die hereditären, die geologischen und die hydrographischen Verhältnisse in ihrer Beziehung hierzu zu würdigen, jahrelange Arbeit eines Untersuchers nötig. Daß aber eine derartige Betätigung reichen Gewinn in rassenhygienischer, prophylaktischer, epidemiologischer und klinischer Hinsicht versprechen würde, zu dieser Überzeugung sind wir bei unseren Untersuchungen an Ort und Stelle gekommen.

Im Laufe unserer Forschungen bildete sich folgender Untersuchungsgang aus, den wir als zweckmäßig beibehielten und stets befolgten, wenn wir Ortschaften aufsuchten, die uns besonders interessant schienen: Wir begannen zunächst damit, die Schulkinder auf das Vorkommen von Schilddrüsenvergrößerungen durchzuuntersuchen. Schwierigkeit irgendwelcher Art haben wir dabei niemals gehabt. Durch den betreffenden Bezirksarzt waren die Schulbehörden vorher verständigt worden.

Wir stellten bei den Schuluntersuchungen vier Grade entsprechend der Größe des Befallenseins auf und kamen dadurch zunächst zu dem überraschenden Resultate, daß es Kropfgegenden gibt, in denen das vollständige Freisein von jedweder Vergrößerung im kindlichen Alter zu den Ausnahmen gehört. Es wurde uns sogar in einem Falle versichert, es wären die wenigen nicht mit Schilddrüsenvergrößerungen behafteten Kinder für anormal gehalten worden. Gerade die geringeren Schilddrüsenvergrößerungen, die nach unseren Erfahrungen von der allergrößten Wichtigkeit sind, werden in keiner der auf Auskünfte aufgebauten Statistiken genügend beachtet.

Auf der Grundlage von Schuluntersuchungen gewinnt man leicht weitere Anhaltspunkte zunächst in familiärer Beziehung. Sehr oft kann man bei besonders hochgradigen Strumen das Vorhandensein gleichfalls behafteter Geschwister in anderen Schulklassen bereits richtig vermuten.

Man kann sich dann in die besonders befallenen Familien begeben, den Stammbaum, soweit er eruierbar ist, aufnehmen, Wohnungs- und Wasserverhältnisse studieren, klinische Beobachtungen machen, und so gewinnt man ein sehr genaues Bild der in Frage kommenden Verhältnisse. Dann wird der Vorwurf der Einseitigkeit hinfällig, der nicht mit Unrecht erhoben worden ist, wenn lediglich Schuluntersuchungen vorgenommen wurden.

Durch die Schuluntersuchungen allein wäre uns auch der für die Beurteilung der Kropfätiologie grundlegende Unterschied des auffallenden Mißverhältnisses zwischen der Kropfhäufigkeit in jüngeren Jahren und dem relativ geringeren Befallensein der Bevölkerung in späteren Lebensaltern nicht zum Bewußtsein gekommen. Auf diesen Unterschied legen wir den allergrößten Wert, was aus unseren späteren Ausführungen sich ergeben wird.

Auf die Untersuchungen der Kropfwässer im Laboratorium und auf die experimentell therapeutischen Versuche, die wir unternahmen, um den vermuteten Kropferregern auf die Spur zu kommen, wird später des näheren eingegangen.

Zur Beurteilung der geologischen Formationen bedienten wir uns der maßgebenden Karten von Lepsius. In bezug des uns besonders interessierenden Urgesteingebietes des bayerischen Waldes, woselbst die Kropfhäufigkeit mit den Bircherschen Prämissen durchaus nicht übereinstimmt, holten wir uns die Urteile besonderer Kenner dieser Gegend. Herr Prof. Weinschenk (München) war so liebenswürdig uns mitzuteilen, daß es „eine ähnlich einheitliche geologische Formation, bestehend aus umgewandelten Schiefer und Granit, kaum irgendwo mehr gibt".

Drittes Kapitel.

Gesammeltes Material nach Auskunft der Bezirksärzte und Ärzte, der Medizinalabteilung des Kriegsministeriums und nach eigenen Untersuchungen.

Für diejenigen, welche eingehender sich mit Kropfstudien besonders in den von uns bearbeiteten Gebieten zu beschäftigen beabsichtigen, sei zunächst unser Material im Auszug hier niedergelegt. Wir haben es durch jahrelangen Briefwechsel mit den beteiligten Kollegen zusammengebracht. An vielen Orten sind wir persönlich gewesen. Die Grundsätze, nach denen das Material zu beurteilen ist, sind bereits im vorigen Kapitel niedergelegt. In den größeren Städten wie München, Nürnberg usw. ist wegen der Fluktuation der Bevölkerung die zahlenmäßige Beurteilung äußerst ungenau.

Wir bringen das Material nach den Regierungsbezirken und Kreisen geordnet.

A. Regierungsbezirk Oberbayern.

1. Bezirksamt Aibling.

Kropf relativ häufig besonders in dem Gebiete rechts des Mangfall in den Ortschaften der Vorberge und in Aibling selbst. Der Kropf tritt auch erblich auf. Die Quellen der Vorberge sind reich an Kalk. Auch die Wasserleitung Aiblings entnimmt ihr Wasser diesen Quellen. Es ist jedoch nicht aufgefallen, daß in Aibling selbst seit Bestehen der Wasserleitung der Kropf häufiger aufgetreten ist. (Auskunft des Bezirksarztes Dr. Krebs.)

Auch der frühere Bezirksarzt gibt an, daß besonders unter den Berglern (Bewohner der Vorberge des Wendelsteingebietes) der Kropf häufig sei.

In den Gestellungslisten[1]) für den Bezirk Aibling finden sich **9,77%** Kropfige.

---

[1]) In extenso im Anhang wiedergegeben.

2. Bezirksamt Aichach.

Kropf selten. (Auskunft des Bezirksarztes Dr. Müller.)

In den Gestellungslisten für den Bezirk Aichach finden sich **3,66%** Kropfige.

3. Bezirksamt Altötting.

Die vom Bezirksarzt Schmid gegebene Auskunft ist so ausführlich und sachgemäß, daß wir sie hier wörtlich wiedergeben:

Nachdem amtliche Aufzeichnungen und Anhaltspunkte nicht vorhanden waren, habe ich in der vorigen Woche in einer Zusammenkunft der Ärzte des Bezirkes die Frage einer eingehenden Erörterung unterstellt.

Übereinstimmend war das Urteil von 10 anwesenden Kollegen (90% der Ärzte des Bezirks), daß wir in den beiden Distrikten Altötting und Burghausen eine auffallende Anzahl von kropfbehafteten Individuen haben. Nur in den wenigsten Fällen werden die Ärzte hier von den Leuten wegen Kropf um Hilfe angegangen; es sind dies meist Jugendliche, namentlich Mädchen. Die Zahl der mit deutlichem Kropf behafteten Einwohner des Bezirkes schwankt schätzungsweise zwischen **5 und 15%**. Am meisten scheint der follikuläre Kropf vorzukommen (Satthals), danach erst der Kolloidkropf, seltener die Cystenkröpfe. Ein einziger bösartiger Kropf kam während meiner dreijährigen Anwesenheit hier in Tüßling vor (Todesfall). Einen akuten Erstickungsanfall erlebte ich bei einem 14jährigen Knaben im hiesigen Krankenhause trotz Tracheotomie (nachts). Ich selbst habe im hiesigen Krankenhause bis jetzt 4 Kröpfe operiert: 2 Cystenkröpfe und 2 follikuläre Kröpfe. Von sämtlichen Kollegen wurde ein weiterer Fall zu operativer Behandlung nicht fortgeschickt.

Morbus Basedowii wurde namentlich von Dr. Kolb, Neuötting, an mehreren Fällen beobachtet. Von Kretinismus sah ich selbst 2 Fälle.

Von sämtlichen Kollegen wurde ein überwiegendes Vorkommen in den einzelnen Ortschaften nicht beobachtet. Die Verbreitung der Kröpfe geht gemeinsam durch die ganze Bevölkerung. Von einigen wurde erwähnt, daß **hier zugezogene jugendliche Individuen (vorher gesund) hier einen „Satthals" bekamen im Verlaufe von einigen Jahren.** Geologisch wäre hier zu erwähnen, daß wir nur Nagelfluh haben. Der ganze Bezirk liegt auf dem mehrterrassigen Plateau des ehemaligen Inngletschers. Dieses Plateau ist tief eingeschnitten durch den Inn, die Alz und die Salzach. Die Wasserversorgung erfolgt vielfach durch Pump-Druckwerke in den Flußtälern, wo zahlreiche Quellen zutage treten. Auf der Höhe der Plateaus versagen die einfachen Pumpbrunnen sehr oft bei trockener Witterung.

Zu erwähnen wäre noch, daß bei der weitaus überwiegenden Landbevölkerung die jugendlichen Individuen sehr früh zu schwerer Arbeit angehalten werden, besonders auch die Mädchen.

Nach der allgemeinen Schätzung sämtlicher Kollegen ist das weibliche Geschlecht mindestens zur Hälfte mehr betroffen als das männliche.

In den Gestellungslisten für den Bezirk Altötting finden sich **14,16%** Kropfige.

4. Bezirksamt Berchtesgaden.

Bezirksarzt Dr. Graßler schreibt uns:

Ihrem Wunsche gemäß wurden in den letzten Tagen 560 Kinder bezüglich etwaigen Kropfes untersucht und zwar 200 aus Landschulen und 360 der hiesigen Marktschulen.

Bei ersteren 200 Kindern wurden bei 77, d. i. 38,5% das Fehlen eines Kropfes konstatiert, bei 60, d. i. **30%** wurde ganz leichte Vergrößerung der Schilddrüse festgestellt, bei 43, d. i. **21,5%** mäßige Vergrößerung und bei 20, d. i. **10%** ziemlich stark ausgesprochene Vergrößerung.

An den Schulkindern des Marktes Berchtesgaden wurde in 187 Fällen, d. i. 52% keine Vergrößerung gefunden

in 102 Fällen = 29% ganz leichte,
„ 58 „ = 16% mäßige und
„ 13 „ = 3% ziemlich ausgesprochene

Vergrößerung konstatiert.

Von den untersuchten Kindern standen

173 im Alter unter 11 Jahren
254 „ „ zwischen 11 und 13 Jahren und
133 „ „ über 13 Jahren.

Es waren 275 männlichen und 285 weiblichen Geschlechts. Im allgemeinen war zu bemerken, daß das weibliche Geschlecht in größerer Zahl und in höherem Grade zur Kropfentwicklung neigt.

In den Gestellungslisten für den Bezirk Berchtesgaden finden sich **11,36%** Kropfige.

5. Bezirksamt Dachau.

In **keiner** Ortschaft des Verwaltungsbezirkes Dachau tritt die Kropfkrankheit besonders häufig auf. (Bezirksarzt Dr. Hausmann.)

In den Gestellungslisten für den Bezirk Dachau finden sich **2,93%** Kropfige.

6. Bezirksamt Ebersberg.

Wegen der hohen Prozentzahl der Gestellungsliste mehrfach wiederholte Anfragen. Bezirksarzt Dr. Schrank stellt bestimmt gehäuftes Vorkommen in Ebersberg in Abrede:

Es gibt wohl einige Familien, bei denen Kropf ein Familienerbstück ist; außerdem gibt es einige Basedow im Bezirk; außerdem kommen ab und zu Fälle beim weiblichen Geschlecht im Entwicklungsstadium vor; ein Zusammenhang mit der Wasserversorgung besteht nicht; Kröpfe wie in Tyrol gibt es wohl schon deshalb nicht, weil wenig Wasser getrunken wird.

In den Gestellungslisten für den Bezirk Ebersberg finden sich **10,36%** Kropfige.

7. Bezirksamt Erding.

Kropf ziemlich häufig. Es ist das Gebiet des früheren Isargletschers. (Bezirksarzt Dr. Rauh.)

In den Gestellungslisten für den Bezirk Erding finden sich **4,35%** Kropfige.

8. Bezirksamt Freising.

Kropf an **keinem** Ort besonders häufig. (Bezirksarztstellvertr. Dr. Schmid.)

In den Gestellungslisten für den Bezirk Freising finden sich **4,55%** Kropfige, für die Stadt **9,71%**.

9. Bezirksamt Friedberg.

Kropf **nicht besonders häufig** mit Ausnahme von Lechhausen. (Bezirksarzt Dr. Schöpper.)

Aus **Lechhausen** berichten die Kollegen Dr. Christoph Müller und Dr. Heltmann, daß die Kropferkrankung **ziemlich häufig** vorkomme. Trinkwasser sehr kalkhaltig.

In den Gestellungslisten für den Bezirk Friedberg finden sich **7,95%** Kropfige.

10. Bezirksamt Fürstenfeld-Bruck.

Fehlanzeige. (Bezirksarzt Dr. Zoellner.)

In den Gestellungslisten für den Bezirk Fürstenfeld-Bruck finden sich **6,63%** Kropfige.

11. Bezirksamt Garmisch.

Kropf im Gebirge **häufiger** als im Flachland. (Bezirksarzt Dr. Aumüller.)

Nach 7jähriger Beobachtung kommen Kröpfe (inkl. Satthals) in hiesiger Gegend bedeutend häufiger zur Behandlung als z. B. in München. Im hiesigen Bezirke kommen nach meiner Erfahrung in Garmisch selbst und in den Dörfern Ober- und Untergreinau gehäufte Kröpfe vor. Die Zahl der Erkrankungen läßt sich ohne genauere Nachforschung nicht angeben. Viele Kropfkranke suchen ärztliche Hilfe erst auf, wenn die Atmungsbeschwerden sehr stark werden oder wegen Herzleiden (Kropfherz und Basedow). Letztere Erkrankung ist in zahlreichen Fällen vertreten. Behufs Ätiologie der Erkrankung können die Wasserverhältnisse sicher zur Weiterverbreitung beitragen, doch sind mir sichere Angaben über besonders hohen Kalkgehalt des Wassers nicht bekannt. (Dr. Ulrich - Garmisch.)

In Unterammergau **20—30%**, seit Einführung der Wasserleitung zeigt sich kein Unterschied. (Dr. Sielaff - Garmisch.)

In Oberammergau und Ettal ist Satthals häufig. Vom Volke wird das Quellwasser dafür verantwortlich gemacht. (Dr. Lang-Oberammergau.)

In den Gestellungslisten für den Bezirk Garmisch finden sich **11,73%** Kropfige.

12. Bezirksamt Ingolstadt.

Kropf **nicht häufig.** (Bezirksarzt Dr. Miller.)

In den Gestellungslisten für den Bezirk Ingolstadt finden sich für das Land **3,32%**, für die Stadt **5,81%** Kropfige.

13. Bezirksamt Landsberg a. L.

Kropf **äußerst selten.** (Bezirksarzt Dr. Brinsteiner.)

In den Gestellungslisten für den Bezirk Landsberg finden sich für das Land **7,37%**, für die Stadt **10,55%** Kropfige.

14. Bezirksamt Laufen.

Nach eigenen mit Bezirksarzt Dr. Neumüller angestellten Untersuchungen ist im Bezirk Laufen die Kropfkrankheit **relativ häufig.**

Wir haben an Ort und Stelle Schuluntersuchungen vorgenommen, deren Resultat wir in folgendem wiedergeben:

Stadt Laufen: 23. April 1912.

		normal	wenig	stark	sehr stark
394 Kinder	Knaben von 10—13 Jahren	39	24	8	3
	von 7—10 Jahren	68	28	17	4
	Mädchen von 10—13 Jahren	79	39	10	4
	von 7—10 Jahren	32	27	9	3
		218	118	44	14
		55,3%	30%	11,2%	3,5%
				44,7% (wenig + stark + sehr stark)	

Viel Tachykardien.
Mädchen schlechter wie Buben entwickelt.
Wenig Kretins; 2 Basedowfälle.
Wasserleitung.

In den Gestellungslisten für den Bezirk Laufen finden sich **10,02%** Kropfige.

15. Bezirksamt Miesbach.

Der nördliche (mehr oder weniger ebene und den Vorbergen vorgelagerte) Teil des Bezirks ist entschieden kropfärmer als der südliche, zum Teil schon in den Bergen gelegene. [Bezirksarzt Dr. Weiß[1].)]

In den Gestellungslisten für den Bezirk Miesbach finden sich 15,22% Kropfige.

16. Bezirksamt Mühldorf.

Kropf sehr selten. (Bezirksarzt Dr. Lutz.)

In den Gestellungslisten für den Bezirk Mühldorf finden sich 7,25% Kropfige.

17. und 18. Bezirksamt München-Stadt und -Land.

Bei der Großstadt München ist naturgemäß eine genaue Beurteilung nicht durchführbar. Nach Bezirksarzt Dr. Dal' Armi ist der Kropf in der Stadt München nicht häufig, ebenso gibt Bezirksarzt Dr. Angerer ein im allgemeinen seltenes Vorkommen von Kropf für den Landbezirk an.

Im einzelnen liegen nach dem Bericht des Bezirksarztes Dr. Angerer die Verhältnisse im Landbezirk München folgendermaßen:

Dr. Mayr - Ismaning: Kropfkrankheit wird nur selten beobachtet.

Dr. Rinecker - Feldkirchen: Im Praxisrayon werden Kröpfe nur selten beobachtet.

Dr. Tassold - Deisenhofen: Kropfkrankheiten kommen nur selten zur Beobachtung.

Dr. Besnard - Pasing: Keine Ortschaft bekannt, in welcher Kropf besonders häufig ist.

Dr. Hösch - Pasing: In der kassenärztlichen Praxis im Jahre 1909 unter 2000 Krankheitsfällen 58 Kropfkranke behandelt, zum größten Teile weibliche, nicht einheimische Dienstboten.

Dr. Stoger - Planegg: Gehäuftes Auftreten nicht zu beobachten. Doch kommen Kröpfe zur Beobachtung, zumeist weibliche, nicht einheimische Dienstboten.

Dr. Kinsch - Aubing: Häufiges Vorkommen von Kropfkrankheiten nicht beobachtet.

Dr. Hofmeister - Oberschleißheim: Kropfkrankheit als häufiges Vorkommen nicht beobachtet; einzelne Fälle kommen jedoch überall zur Beobachtung.

Dr. Suntheim - Aying berichtet über häufigeres Vorkommen, zumeist sind es Frauen, die mehrfach geboren haben. Auch beobachtet er Vorkommen in einzelnen Familien durch Ver-

[1]) Nach unseren Erfahrungen in den umliegenden Bezirken gehört der Bezirk Miesbach zu den stark befallenen. Leider waren genauere Auskünfte und Schuluntersuchungen daselbst nicht zu erhalten. Auch der Bezirk Mühldorf dürfte stärker befallen sein.

erbung, Dr. Suntheim schätzt die vorhandene Anzahl von Kropfkranken auf 5% der Bevölkerung. Das Trinkwasser in Aying ist kein Quellwasser, sondern Sickerwasser, und nicht gut.

In den Gestellungslisten für München-Stadt finden sich 8,55% und 6,15%, für Land 8,53% Kropfige.

19. Bezirksamt Pfaffenhofen.

Kropf sehr selten. Ein größerer Kropf ist eine Rarität. (Bezirksarzt Dr. Hartmann.)

In den Gestellungslisten für den Bezirk Pfaffenhofen finden sich 4,35% Kropfige.

20. Bezirksamt Rosenheim.

Bezirksarzt Dr. Auer hatte laut Auskunft bei der Untersuchung zahlreicher männlicher und weiblicher Personen des großen Bezirks häufig Kropf als Nebenbefund zu verzeichnen; derselbe kommt nach den bisherigen Beobachtungen im Inntale ziemlich häufig vor; Kropf und Kretinismus soll in Asten, dem höchstgelegenen Bauernhofe des Bezirks (ungefähr 1200 m hoch) endemisch sein.

In den Gestellungslisten für den Bezirk Rosenheim finden sich für die Stadt 8,86%, für das Land 7,10% Kropfige.

21. Bezirksamt Schongau.

Auskunft des Bezirksarztes Dr. Potscher:

Im Bezirke Schongau gibt es keine Ortschaften, in denen die Kropfkrankheit besonders häufig auftritt, sondern es sind vielmehr die kropfbehafteten Individuen über den **ganzen** Bezirk so ziemlich gleichmäßig verbreitet, und zwar überall nicht zu spärlich; in der Stadt Schongau selbst gibt es viele Kropfige; das Quellenleitungswasser, welches die Stadt mit Wasser versorgt, ist allerdings ein entschieden hartes Wasser; im übrigen möchte ich noch bemerken, daß die Gegend unseres Bezirkes den Charakter des Vorgebirgslandes trägt.

In den Gestellungslisten für den Bezirk Schongau finden sich 11,50% Kropfige.

22. Bezirksamt Schrobenhausen.

Kropf in keinem Ort besonders häufig. (Bezirksarzt Dr. Führer.)

In den Gestellungslisten für den Bezirk Schrobenhausen finden sich 5,39% Kropfige.

23. Bezirksamt Starnberg.

Kropf in keiner Ortschaft besonders häufig. (Bezirksarzt Dr. Schmitz.)

In den Gestellungslisten für den Bezirk Starnberg finden sich 6,78% Kropfige.

24. Bezirksamt Tölz.

Die Auskunft des Medizinalrats Dr. Fortner sei zunächst wiedergegeben:

Kropfkrankheit kommt im ganzen Bezirke Toelz vor, ist jedoch im nördlichen und westlichen Teil nicht sehr häufig. Dagegen kommt sie im südlichen, gebirgigen Teile, im sog. Isarwinkel und in einem schmalen Seitentale (Jachenau) **sehr häufig** vor. Wo die Berge zurücktreten und das Isartal sich verbreitert, nehmen die Kropfkrankheiten ganz wesentlich ab.

Die meisten Kropfkranken hat die Gemeinde Lenggries, deren Ortschaften und Höfe sich bis Vorderriß hinziehen. Die Entfernung von Lenggries bis Vorderriß beträgt 24 km, die Einwohnerzahl ca. 3300.

Von Vorderriß behauptet man, daß jeder, der sich längere Zeit dort aufhält, einen Kropf bekomme. Befallen werden von der Krankheit sowohl Schulkinder wie Erwachsene, auch Leute, die von auswärts kommen und sich einige Jahre in der Gegend von Lenggries aufhalten.

Außer der Gemeinde Lenggries und neben Vorderriß ist am meisten die am linken Isarufer gelegene Ortschaft Wegscheid befallen. Eine Verhältniszahl der Kropfkranken zur Bevölkerungsziffer kann, auch nicht annähernd, angegeben werden, dazu wären Erhebungen notwendig, die bei der großen räumlichen Ausdehnung der Gemeinde Lenggries und bei den vielen Einzelhöfen Monate beanspruchen würden.

Ob Beziehungen der Kropfkrankheit zu den Wasserverhältnissen bestehen, läßt sich schwer entscheiden.

Bemerken möchte ich nur, daß fast alle Orte des Bezirkes mit guten Quellwasserleitungen versehen sind, auch der Ort Lenggries, mit Ausnahme der Ortschaft Wegscheid, deren Einwohner auf Pumpbrunnen angewiesen sind.

In den angrenzenden Gemeinden Jachenau und Gaissach wird ebenfalls Kropfkrankheit beobachtet, aber nicht so häufig wie in der Gemeinde Lenggries.

Im Bezirke Tölz sind von Hofrat Dr. Höfler sehr eingehende Untersuchungen angestellt worden, die er in seinen bereits oben genannten Schriften niedergelegt hat. Hier sei folgende besonders interessierende Stelle angeführt:

Ehe die Resultate dieser an der Schuljugend des Bezirkes vorgenommenen Untersuchungen auf Anschwellung der Schilddrüse (Struma) aufgeführt werden, ist noch zu erwähnen, daß 1,7% der Konskribierten von 20 Jahrgängen wegen Kropf militärfrei wurden und daß von diesen 94% ihren Geburts- und Heimatsort im Talgebiete der Isar, d. h. am Gebirge, hatten. Auch Zugewanderte bekommen in diesem Tale nach ca. zweimonatlichem

Aufenthalte sehr leicht Schilddrüsenanschwellungen; endlich findet sich der Kropf in der Nachbarschaft des Bezirkes (Tegernsee) auf gleichem geologischen Boden (Flysch); um so leichter läßt sich das endemische Bestehen der Struma unter den Schulkindern des Bezirkes Tölz vermuten. Dabei ist gleich zu betonen, daß als Maß der Strumaendemie nicht die Größe oder der Umfang der einzelnen Strumae allein gelten kann, sondern vor allem die Häufigkeit, mit der dieselben, ob groß oder klein, überhaupt zur Beobachtung kommen (weshalb sich auch die Rekrutierungstabellen nicht vollständig zu einer Strumastatistik verwenden lassen). Die Struma wird nicht bloß durch das Auge, sondern auch durch die Palpation nachgewiesen.

Kieferspalte und Kropf kam bei zwei Hunden des Bezirkes Tölz gelegentlich einer Hundevisitation zur Beobachtung.

Schuluntersuchung von Höfler:

Schulorte der Schüler des Bezirkes Tölz 1886	Anzahl der Schüler		Anzahl der mit Struma behafteten Schüler		
	männlich	weiblich	männlich	weiblich	Prozentverhältnis
Benediktbeuern	54	81	10	28	28
Bichel	28	39	10	16	38
Ellbach	17	24	8	7	36
Gaissach	60	73	31	34	48
Hechenberg	17	22	6	10	41
Heilbrunn	37	38	4	10	18
Jachenau	20	23	7	14	48
Kochel	40	30	10	14	34
Königsdorf	23	20	8	11	44
Lenggries	131	143	41	59	36
Reichersbeuern	48	52	8	10	18
Reutberg	—	34	—	10	} 32
Sachsencham	47	—	16	—	
Tannkirchen	4	4	—	1	12
Tölz	240	270	38	39	15
Wackersberg	44	42	12	13	29
Walchensee	12	8	—	—	—
	822	903	209	276	28%
	1725		485		

(inkl. der außerhalb des Bezirkes Geborenen)

In folgendem geben wir eine von uns selbst in Lenggries ausgeführte Schuluntersuchung wieder:

		normal	schwach	stark	sehr stark
	Knaben				
	von 9—13 Jahren	43	49	28	5
359	von 6—8 Jahren	32	18	8	1
Kinder.	Mädchen				
	von 8—13 Jahren	45	33	14	9
	von 6—7 Jahren	36	29	7	2
		156	129	57	17
		43,5%	35,9%	15,9%	4,7%
			56,5%		

Kinder gut entwickelt, kräftig, kleiner wie in Sauerlach, aber gesund aussehend, wenig Vasomotoriker, wenig Anämische.

Die Bauern sind alle sehr gut situiert, vielfach durch Einheiraten miteinander verwandt. Nur selten wird nach auswärts oder von auswärts geheiratet.

In den Gestellungslisten für den Bezirk Tölz finden sich **13,84%** Kropfige.

25. Bezirksamt Traunstein.

Nach persönlichen, mit Unterstützung des Medizinalrats Dr. Schweinberger (Traunstein) gewonnenen Erfahrungen kommt die Kropfkrankheit im Bezirk Traunstein **häufig** vor. Sie ist in der in den Vorbergen gelegenen Stadt weniger häufig und nimmt zu, je mehr man ins Gebirge hineinkommt. Einen guten Ausdruck dafür geben die Schuluntersuchungen, welche wir in folgenden Tabellen verzeichnen. Dabei war uns Dr. Aschenbrenner (Marquartstein) besonders behilflich.

Einzelne Kretine und ganz vereinzelt Basedow. Wenig vasomotorische und kardiale Symptome. Kinder relativ gut entwickelt.

In den Gestellungslisten für den Bezirk Traunstein finden sich für das Land **10,13%**, für die Stadt **7,11%** Kropfige, was mit unseren erwähnten Erfahrungen übereinstimmt, da der Bezirk sich tief in die Berge hinein ausdehnt.

Traunstein 591 m hoch gelegen. 25. April 1912.

		normal	schwach	stark	sehr stark
	Knaben				
	von 9—13 Jahren	86	86	36	15
538	von 7—9 Jahren	45	37	19	6
Kinder.	Mädchen				
	von 9—13 Jahren	70	63	24	4
	von 7 Jahren	30	14	3	—
		231	200	82	25
		42.9%	37,2%	15,3%	4,6%
			57,1%		

Marquartstein. 542 m hoch. 24. April 1912.

		normal	schwach	stark	sehr stark
107 Kinder.	Knaben				
	von 9—13 Jahren	10	9	7	5
	von 7—9 Jahren	7	12	1	2
	Mädchen				
	von 9—13 Jahren	16	12	4	3
	von 7—9 Jahren	5	9	2	3
		38	42	14	13
		35,5%	39,2%	13,1%	12,1%

schwach + stark + sehr stark: **64,4** %

Kinder mäßig entwickelt.

Unterwessen. 556 m hoch. 24. April 1912.

		normal	schwach	stark	sehr stark
139 Kinder.	Knaben				
	von 9—13 Jahren	15	14	10	7
	von 7—9 Jahren	7	18	6	3
	Mädchen				
	von 9—13 Jahren	8	11	9	5
	von 7—9 Jahren	7	10	8	1
		37	53	33	16
		26,6%	38,1%	23,7%	11,5%

schwach + stark + sehr stark: **73,3** %

Oberwessen. 650 m hoch. 24. April 1912.

		normal	wenig	stark	sehr stark
70 Kinder.	Knaben				
	von 9—13 Jahren	5	5	11	3
	von 7—9 Jahren	10	6	4	—
	Mädchen				
	von 9—13 Jahren	1	8	4	3
	von 7—9 Jahren	1	6	3	—
		17	25	22	6
		24,3%	35,7%	31,4%	8,6%

wenig + stark + sehr stark: **75,7** %

Reit im Winkel. 695 m hoch. 24. April 1912.

		normal	schwach	stark	sehr stark
164 Kinder.	Knaben von 9—13 Jahren	9	21	7	7
	von 7—9 Jahren	12	17	7	7
	Mädchen von 9—13 Jahren	14	10	10	10
	von 7—9 Jahren	15	8	10	10
		40	56	34	34
		24,4%	34,1%	20,7%	20,7%
			75,5%		

Dr. von Volckammer in Bergen schreibt, daß der Kropf in Bergen und nächster Umgebung endemisch ist. Basedow ist seltener, kommt aber vereinzelt in Behandlung, dagegen ist ihm kein Fall von Kretinismus bekannt.

Er erwähnt, daß in Bergen wohl die Heredität eine größere Rolle als anderswo spielen kann, da seit Generationen daselbst eine Inzucht sondergleichen getrieben wird. Die ganze Gegend ist miteinander verschwägert, und kaum ist ein Inwohner zu finden, der nicht nahe und nächste Verwandte im Orte aufzuweisen hat, dazu ein Kindersegen, der gut illustriert wird durch die Tatsache, daß im nahen Pattenberg, das von sechs Bauernanwesen gebildet wird, 78 Kinder zu zählen sind.

Das Resultat in der von Dr. von Volckammer vorgenommenen Untersuchung der Schule stellt sich folgendermaßen:

	normal		schwach		mittelstark		stark	
	männl.	weibl.	männl.	weibl.	männl.	weibl.	männl.	weibl.
I. u. II. Klasse (7—8 Jahre)	26	25	10	9	5	4	3	4
III. u. IV. Klasse (9—10 Jahre)	10	15	12	10	5	7	4	5
V., VI. u. VII. Klasse (11—13 Jahre)	6	11	10	14	10	10	15	10
	42	51	32	33	20	21	22	19
	93 = 38,7%		65 = 27,3%		41 = 17,1%		41 = 17,1%	

Sa.: 240 Kinder,

hiervon 147 Kropfanlage unverkennbar = **61,3%**
„ männlich 74
„ weiblich 73.

26. Bezirksamt Wasserburg.

Der Bezirk Wasserburg ist im allgemeinen nach den uns gewordenen Auskünften nicht allzu stark befallen. Jedoch ist dort ein gehäuftes Vorkommen von Kropf an einzelnen Orten zu verzeichnen. (Medizinalrat Dr. Haertel.)

Dr. Lutz in Gars schreibt:

Als eine in der Gemeinde Au am Inn besonders bei den Bewohnern in der Nähe des Fußes des Stampflberges, sowie des sog. Hölltales vorkommende **endemische** Krankheit sei erwähnt, daß in diesen Gegenden **ungewöhnlich viele** Leute **Kröpfe** haben, ja bei einer Familie sind sämtliche Mitglieder mit großen Kröpfen ausgestattet und die Kinder dieser Familie zeigen Erscheinungen von ausgesprochenem Schwachsinn. Der Grund liegt wohl im Trinkwasser, welches sehr hart und sehr kalkhaltig ist. Lysol mischt sich mit diesem Wasser nicht zu einer gleichmäßigen, milchigen Flüssigkeit, sondern gleicht eher einer geronnenen Milch. Da sich diese Übelstände auch im Mädcheninstitute in Au fühlbar machten, wurde im vergangenen Jahre eine neue große Wasserleitung gebaut, welche ihr Wasser einer weichen und guten Quelle am Trescherberge entnimmt.

Die Gemeinde Au am Inn gehört zum Amtsgerichtsbezirke Haag in Oß, liegt 20 km von Wasserburg entfernt, am linken Innufer und grenzt an das Bezirksamt Mühldorf.

In den Gestellungslisten für den Bezirk Wasserburg finden sich **7,90%** Kropfige.

27. Bezirksamt Weilheim.

Kropf nicht besonders häufig. Auch lokalisierte Häufungen nicht beobachtet. (Bezirksarzt Dr. Zantl.)

In den Gestellungslisten für den Bezirk Weilheim finden sich **6,47%** Kropfige.

28. Bezirksamt Wolfratshausen.

Stark und ungleichmäßig befallener Bezirk.

Medizinalrat Dr. Bredauer (Wolfratshausen) gibt an, daß rechts der Isar das Kropfvorkommen bedeutend stärker sei als links derselben. Nach seiner Statistik kommen

rechts der Isar:	auf	81	männl.	Individuen	38	Kropfige
	,,	128	weibl.	,,	48	,,
links der Isar:	,,	113	männl.	,,	28	,,
	,,	119	weibl.	,,	23	,,

Wir lassen zunächst die Resultate seiner besonders genauen und wertvollen Durchuntersuchungen folgen:

Statistik über Kropferkrankungen im Bezirke Wolfratshausen 1910.

Es finden sich in:

den 37 Gemeinden des Amtsbezirks, also in	bei einer Bevölkerungsziffer von			Anschwellungen der Struma der Zahl nach bei			Es treffen demgemäß auf		
	männl.	weibl.	sämtl. Einw.	den männl.	bei weibl.	den sämtl. Einw.	100 männl.	100 weibl.	100 Einw. überh.
Arget	244	238	482	1	6	7	0,4	2,51	1,45
Ascholding . .	163	165	328	11	19	30	6,7	11,51	**9,14**
Bachhausen . .	203	187	390	9	11	20	3,7	5,8	5,12
Baierbrunn . .	187	174	361	6	14	20	3,2	7,9	5,4
Baiernrain . .	259	214	473	5	9	14	1,9	4,2	2,9
Beuerberg . .	352	441	793	11	22	33	3,12	4,9	4,15
Degerndorf . .	159	159	318	7	14	21	4,4	8,8	6,6
Deining . . .	173	185	358	8	15	23	4,6	8,1	6,4
Dietramszell .	321	450	771	42	70	112	13,0	15,5	**14,5**
Dingharting . .	181	182	363	11	19	30	6,08	10,4	8,26
Dorfen	99	100	199	6	11	17	6,06	11,0	8,54
Egling	150	172	322	6	16	22	4,0	9,3	6,8
Eichenhausen .	130	145	275	5	14	19	3,84	9,65	6,9
Endlhausen . .	152	150	302	12	30	42	7,89	20,0	**13,9**
Ergertshausen .	126	124	250	4	10	14	3,18	8,06	5,6
Eurasburg. . .	235	236	471	22	33	55	9,36	13,9	**11,6**
Föggenbeuern .	144	133	277	12	20	32	10,4	15,0	**11,6**
Gelting	185	139	324	7	18	25	3,7	12,2	7,7
Herrnhausen .	124	115	239	5	6	11	4,01	5,2	4,6
Höhenrain . .	340	371	711	13	25	38	3,7	6,7	5,34
Holzhausen a. W.	251	250	501	5	13	18	1,9	5,2	3,6
Icking	215	181	396	13	15	28	6,04	8,2	7,1
Königsdorf . .	320	320	640	4	10	14	1,2	3,12	2,2
Linden	162	172	334	12	33	45	4,7	13,2	**8,95**
Manhardshofen	135	135	270	8	18	26	5,9	13,3	9,6
Moosham . . .	136	133	269	8	14	22	5,8	10,5	8,2
Münsing . . .	367	363	730	10	18	28	2,7	4,9	3,8
Neufahrn . . .	115	127	242	7	19	26	6,09	14,9	**10,7**
Oberbiberg . .	111	110	221	10	21	31	9,0	19,1	**14,02**
Osterhofen . .	108	118	226	5	8	13	4,6	6,7	5,75
Otterfing . . .	416	431	847	12	30	42	2,9	6,9	4,9
Sauerlach . . .	407	448	855	14	49	63	3,44	10,9	7,3
Schäftlarn . .	825	627	1452	25	71	96	3,03	11,3	6,5
Straßlach . . .	123	120	243	5	15	20	4,1	12,5	8,0
Thanning . . .	196	196	392	9	25	34	4,6	12,7	8,6
Weidach . . .	348	374	722	15	40	55	4,31	10,6	7,61
Wolfratshausen	1017	1084	2101	18	50	68	1,77	4,6	3,23
Summa	9179	9269	18448	383	831	1214			

Es treffen somit im Amtsbezirke Wolfratshausen

auf 100 Männer . . . . 4,17 Kröpfe
,, 100 Frauen . . . . 8,96 ,,
,, 100 Einwohner überhaupt . . 6,57 ,,

Die Zahl der Kröpfe der jugendlichen Personen konnte nicht festgestellt werden. Dieselbe dürfte 20% der Kröpfe betragen.

Auch ist anzunehmen, daß auch hier das weibliche Geschlecht das männliche überragt (numerisch [5 : 3]). Als Ursache der Kröpfe wird teilweise das harte Wasser beschuldigt. Von Kropfbrunnen konnte nichts festgestellt werden. Sehr häufig ist der Kropf hereditär. So finden sich in Sauerlach zwei Familien, in welchen einerseits zwei Erwachsene und vier Kinder und andererseits zwei Erwachsene mit drei Kindern gut ausgebildete, umfangreiche Kröpfe zeigen. In Weidach sind in einer Familie, deren Oberhaupt eine Struma besitzt, drei Kinder im Alter von 4—7 Jahren mit Struma behaftet.

Die folgende Schuluntersuchung von Sauerlach ist von uns persönlich vorgenommen worden:

Sauerlach. 4. März 1912.

		normal	wenig	stark	sehr stark
151 Kinder.	Knaben von 9—13 Jahren	8	15	12	6
	Mädchen von 9—13 Jahren	10	13	9	2
	von 6—8 Jahren	42	20	12	2
		60	48	33	10
		39,9%	31,7%	21,8%	6,6%
			60,1 % (wenig bis sehr stark)		

Die Kinder sind zumeist sehr gut entwickelt, relativ groß und stark, von blühendem Aussehen. Sowohl bei Knaben wie Mädchen wenig Vasomotoriker. Keine Basedowsymptome. Selten Anämie.

Auch sonst bei Erwachsenen selten thyreotoxische Symptome, Basedow sehr selten (Angaben des Bezirksarztes).

Der Ort besteht aus lauter gut gebauten, geräumigen Häusern, die Wasserversorgung geschieht durch eine Wasserleitung, die ihr H_2O aus der Nähe bezieht.

Keine reine Bauernbevölkerung, von dem nahen München starker Einschlag.

In den Gestellungslisten für den Bezirk Wolfratshausen finden sich 12,62% Kröpfe.

B. Regierungsbezirk Niederbayern.

1. Bezirksamt Bogen.

Kropf nicht übermäßig häufig. Von 242 untersuchten Schulkindern der Stadt Bogen fanden sich bei 11 eine kleine, bei 35 eine an der Grenze zwischen normaler und pathologischer stehende Vergrößerung (19% Vergrößerungen). (Bezirksarzt Erhard.)

In den Gestellungslisten für den Bezirk Bogen finden sich 11,15% Kropfige. Der Lage des Bezirks nach dürfte wohl dieser relativ hohe Prozentsatz den tatsächlichen Verhältnissen nahe kommen.

2. Bezirksamt Deggendorf.

An der Donau kommt in den größeren Orten Kropf **häufig** vor, von Regensburg an, Straubing, Deggendorf, Passau; er nimmt an Häufigkeit im weiteren Verlaufe der Donau zu. (Bezirksarzt Dr. Tischler.)

In den Gestellungslisten für den Bezirk Deggendorf finden sich für den Landbezirk **7,52%**, und für die unmittelbare Stadt **9,66%** Kropfige.

3. Bezirksamt Dingolfing.

Endemisches Auftreten der Kropfkrankheit **nicht** festgestellt. (Bezirksarzt Dr. Fuchs.)

In den Gestellungslisten für den Bezirk Dingolfing finden sich **3,93%** Kropfige.

4. Bezirksamt Eggenfelden.

In **keinem** Orte besonders häufig. (Bezirksarzt Dr. Sitzberger.)

In den Gestellungslisten für den Bezirk Eggenfelden finden sich **9,75%** Kropfige.

5. Bezirksamt Grafenau.

Nicht außergewöhnlich häufig; laut persönlicher Auskunft ca. zehn Kretine im Bezirk. (Bezirksarzt Dr. Eder.)

In den Gestellungslisten für den Bezirk Grafenau finden sich **6,62%** Kropfige.

6. Bezirksamt Griesbach.

Kropf relativ häufig.

Schuluntersuchug von Dr. Rothammer vom 30. Mai 1912:

Art der Schule	Zahl der Schüler	Davon Struma	Prozent
1. Asbach (gemischt)	48	13	**31**
2. Asenham (gemischt) Oberklasse	27	7	26
3. Birnbach:			
a) Knaben Oberabteilung	63	25	**40**
b) Mädchen "	55	21	**38,2**
c) " Unterabteilung	80	40	**50**
4. Griesbach:			
a) Knaben Oberabteilung	68	17	25
b) " Unterabteilung	62	9	14,5
c) Mädchen Oberabteilung	86	24	27,9
d) " Unterabteilung	72	13	18
5. Malching a. Inn (gemischt)	84	24	28,6
6. Rotthalmünster:			
a) Mädchen VI. u. VII. Schuljahr	52	25	**48**
b) " IV. u. V. "	80	37	**46,2**
c) " II. u. III. "	58	19	**30**
d) " I. "	35	13	**37**
e) Knaben VI. u. VII. "	62	23	**37,1**
f) " II. u. III. "	57	21	**37**
7. Weng (gemischt):			
a) Oberabteilung	104	33	**31,7**
b) Unterabteilung	90	17	19

In den Gestellungslisten für den Bezirk Griesbach finden sich **8,10%** Kropfige.

7. Bezirksamt Kelheim.

Ortschaften, in welchen Kropfkrankheit gehäuft auftritt, nicht vorhanden. (Bezirksarzt Dr. Weber.)

In den Gestellungslisten für den Bezirk Kelheim finden sich **5,86%** Kropfige.

8. Bezirksamt Kötzting.

Kropf nicht sehr häufig; bei Frauen nicht selten. (Bezirksarzt Dr. Weber.) Zweifellos gehört nach unseren Erfahrungen diese Gegend zu denen, in welchen der Kropf häufiger vorkommt.

In den Gestellungslisten für den Bezirk Kötzting finden sich **8,67%** Kropfige.

9. Bezirksamt Landau a. d. Isar.

Kropf ziemlich selten, keine Ortschaften, in denen er besonders häufig vorkommt. (Bezirksarzt Dr. Bernhuber.)

In den Gestellungslisten für den Bezirk Landau finden sich **3,37%** Kropfige.

10. Bezirksamt Landshut.

In den Gestellungslisten für den Bezirk Landshut finden sich **7,70%** Kropfige im Stadt-, **4,29%** in dem Landbezirk.

11. Bezirksamt Mainburg.

Kropf verteilt sich auf zahlreiche Ortschaften. Etwa 30 wahre Kröpfe im Bezirk. Fälle von Kretinismus nicht vorhanden. (Bezirksarzt Dr. Breunig.)

In den Gestellungslisten für den Bezirk Mainburg finden sich **6,09%** Kropfige.

12. Bezirksamt Mallersdorf.

Kropf auffallend selten. (Bezirksarzt Dr. Weckerle.)

In den Gestellungslisten für den Bezirk Mallersdorf finden sich **3,31%** Kropfige.

13. Bezirksamt Passau.

Bezirksarzt Dr. Steinhuber schreibt uns:

Soviel ich in der Stadt Passau wahrnehmen konnte, sind hier **außergewöhnlich viel Leute mit Kropf** behaftet; namentlich bei **jüngeren Individuen** macht sich diese Wahrnehmung geltend, **welche von außen nach Passau einwandern.**

Das Trinkwasser ist hier kalkarm, die gleiche Beschaffenheit hat dasselbe im angrenzenden bayrischen Walde.

Auch auf dem Lande gehört der Kropf nicht zu den Seltenheiten; besonders macht sich dieses geltend unter der Bevölkerung, die an den großen Flußläufen der Donau, Ilz und des Inns wohnt. Obernzell a. Donau, schon im Bezirk Wegscheid gelegen, ist sehr kropfreich.

Ätiologische Momente sind hier in Passau Trinkwasser, Heredität. Der Prozentsatz ist ungefähr **30%**.

Herr Dr. Bernhuber hat die Insassen des Josefspitals auf unsere Bitte durchuntersucht. Wir lassen seine Aufzeichnungen hier folgen:

1. Leopoldine Fuchsschwanz, 52 Jahre alt; geb. in Ottobeuern. Anfangs der 20er Jahre Auftreten eines Satthalses, anfangs der 40er Jahre Auftreten einer stärkeren Kropfgeschwulst auf der rechten Halsseite. Seit 3 Jahren Anschwellung auf der linken Halsseite. Seit 20 Jahren Aufenthalt in Passau. Erbliche Belastung fehlt.

2. Aigner, Theres, 50 Jahre alt; geb. in Passau. Seit 30 Jahren Anschwellung des Halses. An der rechten Halsseite stärkere Kropfgeschwulst. Die Großmutter, der Vater, sowie eine Schwester der Mutter waren ebenfalls mit Kröpfen behaftet.

3. Stadler, Klara, 42 Jahre alt; geb. in Passau. In der Kindheit Auftreten eines Satthalses, seit 7 Jahren Entwicklung eines mäßig großen Cystenkropfes. Eine Schwester hatte ebenfalls einen großen Kropf.

4. Wimbauer, Crescenz, 75 Jahre alt; geb. in Passau. Seit dem 20. Lebensjahre zunehmende Kropfgeschwulst, die jetzt über apfelgroß ist. Die Eltern, sowie eine Schwester, haben auch einen Kropf gehabt.

5. Muhr, Marie, 67 Jahre alt; geb. in Schönberg. Seit 24 Jahren kleine Kropfgeschwulst, die seit den letzten Jahren größer geworden ist. In der linken Halsseite findet sich eine kleinapfelgroße, sich derb anfühlende Kropfgeschwulst. Keine erbliche Belastung.

6. Plattner, Karoline, 61 Jahre alt; geb. in Passau. Seit der Kindheit einen mäßig großen Cystenkropf. Ein Bruder und eine Schwester sind gleichfalls mit einem Kropf behaftet.

7. Hechenberger, Kathi, 39 Jahre alt; geb. in Passau. Seit dem 15. Lebensjahre ein ungefähr kleinapfelgroßer Cystenkropf.

8. Kröll, Lukretia, 38 Jahre alt; geb. in Passau. Seit dem 12. Lebensjahre Vorhandensein eines starken Satthalses. Der Vater war mit einem großen Kropf behaftet.

9. Feiertag, Agnes, 47 Jahre alt; geb. in Passau. Seit der Jugendzeit allmähliche Entwicklung einer zurzeit über apfelgroßen Kropfgeschwulst. Erbliche Belastung fehlt.

Wir selbst überzeugten uns persönlich von der nicht geringen Anzahl Kropfiger in Passau und Umgebung. Auch mehrere Kretine, u. a. auch eine Kretinenfamilie, deren Stammbaum später gebracht werden soll, fielen auf. Nach den Angaben der ansässigen Ärzte war der Kretinismus früher in Passau und Umgebung außerordentlich stark verbreitet. Daher der Ausdruck „Passauer Tölpel".

In den Gestellungslisten für den Bezirk Passau finden sich auf dem Land **11,56%**, in der Stadt **8,08%** Kropfige.

14. Bezirksamt Pfarrkirchen.

Vereinzelte Fälle von Kropf. (Bezirksarzt Dr. Niedermaier.)

Nach unseren persönlichen Erfahrungen trifft hier die Gestellungsliste das Richtige; Kropf dürfte in diesem Bezirk nichts Seltenes sein.

In den Gestellungslisten für den Bezirk Pfarrkirchen finden sich **8,77%** Kropfige.

15. Bezirksamt Regen.

Nach Auskunft des Bezirksarztes Dr. Edenhofer ist im Bezirk Regen besonders die Gemeinde Bodenmais stark vom Kropf befallen. Er berichtete:

„Die Gemeinde Bodenmais zählt 2061 Einwohner. Die Ortschaft Bodenmais liegt 662 m über dem Meer und hat einen Schwefel- und Magnetkiesbergbau.

In früherer Zeit stand diese Gegend wegen des Vorkommens von Kröpfen mehr im Rufe als gegenwärtig."

In Bodenmais haben wir eingehendere Untersuchungen angestellt. Wir lassen hier zunächst die Resultate unserer Schuluntersuchung folgen:

Bodenmais. 28. März 1912.

		normal	wenig	stark	sehr stark
	Knaben				
	von 9—13 Jahren	29	23	20	13
300 Kinder.	von 6—9 Jahren	31	21	16	6
	Mädchen				
	von 9—13 Jahren	33	16	22	11
	von 6—9 Jahren	23	17	13	6
		116	77	71	36
		38,8%	26%	24%	12%
				62% (wenig + stark + sehr stark)	

In Bodenmais ist ferner ein Brunnen, welcher schon seit langem in der ganzen Umgebung als „Kropfbrunnen" bekannt ist. Er ist ein offener Schöpfbrunnen und liegt direkt an der Straße.

In der Umgegend sagt man von Kropfigen: „Der hot an Bodenmoaser." Ferner teilte uns der Bezirksarzt Dr. Schmidt von Vilshofen folgendes Schnadahüpferl mit:

Bodlmoaser Madl liabe
Is fei koa Vergnüage
Konnst af'n Kropf aufi sta
Siegst an Moschei (Mondschein) aufgo.

Nach unserer persönlichen Beobachtung findet sich auch der Kropf in Zwiesel häufig. Man findet ihn sowohl bei Schulkindern, wie bei Erwachsenen.

In den Gestellungslisten für den Bezirk Regen finden sich **9,68%** Kropfige.

16. Bezirksamt Rottenburg.

Kropf sporadisch. (Bezirksarzt Dr. Höpfel.)

In den Gestellungslisten für den Bezirk Rottenburg finden sich **6,47%** Kropfige.

17. Bezirksamt Straubing.

In keinem Orte besonders häufig. (Bezirksarzt Dr. Appel.)

In den Gestellungslisten für den Bezirk Straubing finden sich für das Land **4,22%**, für die Stadt **6,75%** Kropfige.

18. Bezirksamt Viechtach.

Bezirksarzt Dr. Gebhardt schreibt uns:

Der Kropf ist relativ häufig und sicher viel häufiger als im Flachlande.

Daß eine Ortschaft oder ein bestimmtes Tal besonders bevorzugt sei, ist mir nicht aufgefallen; die Kröpfe scheinen sich ziemlich gleichmäßig über den ganzen Bezirk, der ja auch gleiche Bodenverhältnisse aufweist, zu verbreiten. Unsere Gegend ist ungemein bergig; das Wasser kalkarm, da sich im Boden fast gar kein Kalk vorfindet.

Kretinismus und Idiotismus ist bei uns häufiger als im Flachland. An dem häufigen Auftreten des Idiotismus ist zum teil der Umstand schuld, daß bei den Ehen die Braut meist aus nächster Nähe geholt wird; also eine gewisse Inzucht getrieben wird und Blutauffrischung fehlt.

In den Gestellungslisten für den Bezirk Viechtach finden sich **11,17%** Kropfige.

19. Bezirksamt Vilsbiburg.

Bezirksarzt Dr. Schütz schreibt folgendes:

Unterzeichneter hat zur Feststellung der Häufigkeit usw. der Kropfkrankheiten im Bezirke Vilsbiburg die prakt. Ärzte um Bericht ersucht und kann auf Grund des eingegangenen Materiales referieren wie folgt:

a) Die Kropfkrankheit ist im Bezirke Vilsbiburg **verhältnismäßig selten;** jedoch kann das Prozentverhältnis zur Einwohnerzahl aus den eingelaufenen Berichten nicht angegeben werden;

b) Ortschaften des Bezirkes, in denen der Kropf häufiger auftritt, können nicht namhaft gemacht werden;

c) die Wasserverhältnisse des Bezirkes ev. einzelne Quellen oder Brunnen scheinen nach allem in keiner Beziehung zum Vorkommen des Kropfes zu stehen.

In den Gestellungslisten für den Bezirk Vilsbiburg finden sich 4,09% Kropfige.

20. Bezirksamt Vilshofen.

In dem Städtchen Vilshofen, am rechten Ufer der Donau gelegen und etwa 3400 Einwohner zählend, gibt es **ganze Familien, welche an Kropf** leiden. Die Eltern haben einen Kropf, die Kinder auch. Man darf annehmen, daß gut **10%** der Bevölkerung mit Kropf behaftet sind. Und was für Kröpfe mitunter! Meiner Ansicht nach müssen die hereditären Verhältnisse maßgebend sein.

Vilshofen hat seit etwa 15 Jahren eine Wasserleitung. Früher wurde das Wasser Pumpbrunnen entnommen. Soll nicht einwandfrei gewesen sein. Typhus war ein häufiger Gast. Jetzt ist es besser geworden.

Auch im benachbarten Passau gibt es meines Wissens viele Kropfkranke. Das ist eigentümlich, daß gerade im Flußtale der Donau die Krankheit endemisch ist. (Auskunft des Bezirksarztes Dr. Schmid in Vilshofen.)

Bei unserem Besuche von Vilshofen teilte uns Dr. Schmid noch mit, daß

der Bezirk sich in ein Kalkgebiet und ein Urgesteinsgebiet teilt. Letzteres ist an der Vils.

Das Kalkgebiet ist noch stärker befallen wie das Urgesteinsgebiet. Im Kalkgebiet ist besonders Ortenburg und Umgebung und Söltenau befallen; in Söltenau Kalkbrüche.

In den Gestellungslisten für den Bezirk Vilshofen finden sich **7,13%** Kropfige.

21. Bezirksamt Wegscheid.

Bezirksarzt Dr. Schub teilt uns folgendes mit:

Im Bezirke Wegscheid ist Kropf nichts Seltenes, besonders in den an der Donau gelegenen Ortschaften. Im Markte Obernzell a. D. mit ca. **1500** Einwohnern werden ungefähr 100 Kropfige sein, davon etwa 35 mit mehr als faustgroßem Kropfe und darunter vier bis fünf Blödsinnige. Irgendein Einfluß einzelner Quellen oder Brunnen ist nicht erkennbar, da aber, soweit dem Unterzeichneten bekannt, auch in anderen in hiesiger Nähe liegenden Orten an der Donau, z. B. Passau (Passauer Tölpel), dann Engelhartszell in Österreich, Kropfige verhältnismäßig häufig zu finden sind, dagegen in den österreichischen Bauerndörfern, welche 100—250 m über dem Donauspiegel liegen, nur wenige, so ist die Annahme eines ursächlichen Zusammenhanges mit dem Wasser (Donautal) naheliegend.

In Wegscheid selbst und nächster Umgebung ist der Kropf nicht so häufig.

Bezirksarzt Dr. Schub hat ferner einige Schulen auf Schilddrüsenvergrößerung untersucht:

Schule in Gottsdorf: unter den 64 anwesenden Kindern fand sich bei 6 Knaben und 11 Mädchen eine deutliche Vergrößerung.

Danach finden sich in der Schule von Gottsdorf **26,6%** stärkere Vergrößerungen der Schilddrüse.

Schule in Lämmersdorf, untersucht am 8. V. 12: Zahl der anwesenden Kinder: 74, davon mit mehr oder weniger deutlicher Kropfbildung: 19 Knaben, 21 Mädchen, Summa 40 = 54% Struma

Schule in Untergriesbach, untersucht am 10. V. 12:
1. u. 2. Klasse: Anwesend 65 Kinder, davon mit Kropf behaftet: 19 Knaben, 14 Mädchen, Summa 33 = 50%.
3. u. 4. Klasse: Anwesend 74 Kinder, darunter mit Kropf: 19 Knaben, 22 Mädchen, Summa 41 = 55,6%.
5., 6. u. 7. Klasse: Anwesend 79 Kinder, darunter mit Kropf: 23 Knaben, 27 Mädchen, Summa 50 = 63,3%.
Gesamtzahl der Schulkinder von Untergriesbach 218, darunter 124 = 57% Struma.

Wir haben persönlich in den im Donautale gelegenen Ortschaften Erlau und Obernzell Recherchen angestellt. Das Resultat stellt sich folgendermaßen:

Erlau a. D. 27. März 1912.

		normal	wenig	stark	sehr stark
52 Kinder.	Knaben von 6—14 Jahren	5	8	2	5
	Mädchen von 6—14 Jahren	7	6	11	8
		12	14	13	13
		23,0%	27%	25%	25%
			77% (wenig bis sehr stark)		

Von den älteren Mädchen im Alter von 10—13 Jahren waren alle mit vergrößerten Schilddrüsen behaftet. Die Zahlen sind folgende:

	wenig	stark	sehr stark
Mädchen	1	7	5
	8%	54,0%	38%
	100% (wenig bis sehr stark)		

Intelligenzgrad der Kinder nicht sehr gut.

Obernzell a. D. 27. März 1912.

		normal	wenig	stark	sehr stark
210 Kinder.	Knaben von 9—13 Jahren	7	17	19	9
	Knaben von 6—9 Jahren	6	10	13	14
	Mädchen von 9—13 Jahren	4	19	18	12
	Mädchen von 6—9 Jahren	23	16	17	6
		40	62	67	41
		19%	29,5%	31,9%	19,6%
			81% (wenig bis sehr stark)		

Kleinkinderschule Obernzell a. D.

		normal	wenig	stark	sehr stark
31 Kinder.	Knaben von 2—6 Jahren	12	3	3	0
	Mädchen von 2—6 Jahren	6	5	2	0
		18	8	5	0
		58 %	26 %	16 %	
			42 %		

Intelligenz der Kinder schlecht.

Familie des Lehrers zugezogen, Frau und Kinder bekamen Schilddrüsenvergrößerungen.

Nach den Angaben des Arztes Dr. Werner auf den Höhen weniger Kröpfe.

Eine an der Kgl. Untersuchungsanstalt für Nahrungs- und Genußmittel München angestellte Untersuchung des Wassers von Obernzell hatte folgendes Resultat (28. Sept. 1905):

Äußere Beschaffenheit farblos, klar.

Auf 1 l Wasser treffen Milligramme:

Abdampfrückstand	128,4
Chlor	8,0
Ammoniak	0
Salpetrige Säure	0
Salpetersäure	5,5
Sauerstoffverbrauch zur Oxydation organ. Substanzen	0,96

Freie Kohlensäure vorhanden.

Schon Friedrich[1]) erwähnte die große Häufigkeit von Kropf und Kretinismus in Passau und Umgebung. Er hebt als besonders auffallende Erscheinung hervor, „daß in der Ortschaft Engelhartszell (Österreich) 6 Stunden unterhalb Passau der Kretinismus bis zu der seltenen Höhe von 10% der Bevölkerung anwächst, von wo aus er weiter dann abwärts wieder abnimmt“.

In den Gestellungslisten für den Bezirk Wegscheid finden sich 7,96% Kropfige.

22. Bezirksamt Wolfstein.

Bezirksarzt Dr. Westermayer untersuchte auf unsere Bitte die Schule von Freyung mit folgendem Resultat:

[1]) E. Friedrich, Versuch einer medizinischen Biographie von Passau und Umgebung. (Bayer. ärztl. Intelligenzbl. 1855. 2. Jahrg. Nr. 28 S. 345.)

Schule in Hinterschmiding.

		normal	Struma
175 Kinder.	Knaben		
	von 6—9 Jahren	32	17
	von 10—13 Jahren	32	11
	Mädchen		
	von 6—9 Jahren	30	11
	von 10—13 Jahren	31	11
		60%	**40%**

Schule in Aigenstadt.

		normal	Struma
151 Kinder.	Knaben		
	von 6—9 Jahren	36	16
	von 10—13 Jahren	22	7
	Mädchen		
	von 6—9 Jahren	32	11
	von 10—13 Jahren	17	10
		58,9%	**41,1%**

Schule in Freyung.

		normal	mäßig vergrößert	stark vergrößert	Prozent Kropfkranke
391 Kinder.	Knaben				
	von 6—9 Jahren	71	38	3	36,61%
	von 10—13 Jahren	39	20	1	35%
	Mädchen				
	von 6—9 Jahren	111	34	—	21%
	von 10—13 Jahren	51	22	1	31%
		69,5%	29,2%	1,3%	**30,5%**

Wir selbst untersuchten in Freyung eine Spulenfabrik:

	18—70 Jahre alt	normal	wenig	stark	sehr stark
44 Personen.	Männer	16	12	1	1
	Frauen	4	4	2	1
		20	16	6	2
		45,4%	36,4%	13,6%	4,6%
			54,6% (36,4% + 13,6% + 4,6%)		

In den Gestellungslisten für den Bezirk Wolfstein finden sich 9,22% Kropfige.

C. Regierungsbezirk Oberpfalz und Regensburg.

1. Bezirksamt Amberg.

Vergrößerung der Schilddrüse kommt öfters bei jungen Leuten vor, von einem gehäuften Vorkommen in manchen Orten kann keine Rede sein. (Auskunft von Bezirksarzt Dr. Steichele.)

In den Gestellungslisten für den Bezirk Amberg finden sich im Landbezirk **4,73%**, in der Stadt **10,65%** Kropfige.

2. Bezirksamt Beilngries.

Kropf nicht häufig. (Auskunft von Bezirksarzt Dr. Thenn.)

In den Gestellungslisten für den Bezirk Beilngries finden sich **4,89%** Kropfige.

3. Bezirksamt Burglengenfeld.

Bezirksarzt Dr. Gmehling gibt folgende Auskunft:

Den eingelaufenen Berichten der Herren Kollegen entnehme ich, daß im Bezirksamte ungefähr 45 Kropffälle gezählt werden. Diese Zahl dürfte etwas zu gering sein.

Die Kropferkrankungen verteilen sich auf folgende Ortschaften:

Burglengenfeld (etwas über 3000 Einw.)	9 Fälle
Schwandorf (ca. 6109 Einw.)	13 „
Machtlwies	1 Fall
Dirnau	1 „
Schneidmühlen	3 Fälle
Kirchenödenhart	2 „
Winbuch	1 Fall
Vilshofen	1 „
Emhof	1 „
Bergheim	1 „
Ettmannsdorf	2 Fälle
Wackersdorf	1 Fall
Klardorf	1 „
Kallmünz	1 „
Dinau	1 „
Wischenhofen	1 „
Traidendorf	1 „
Dachelhofen	1 „
Neukirchen	1 „
Haselbach	2 Fälle

Sämtliche Herren berichten, daß ihnen von Kropfbrunnen nichts bekannt ist.

Es muß jedoch folgendes festgestellt werden: Burglengenfeld besitzt eine sehr schlechte Wasserleitung, die bei Regenwetter trübes, lehmiges, ungenießbares Wasser liefert. Schwandorf war bis Januar 1910 auf Pumpbrunnen angewiesen, besitzt aber jetzt eine einwandfreie Wasserleitung. Die meisten übrigen obengenannten Ortschaften sind auf Scharwasser angewiesen.

In den Gestellungslisten für den Bezirk Burglengenfeld finden sich **6,21%** Kropfige.

4. Bezirksamt Cham.

Bezirk nicht frei von Kropf. Unter 32 zwölfjährigen Impflingen in Pemfling fanden sich vier Strumöse = 12%, unter 9 in Oberwied ein Strumöser. (Auskunft von Bezirksarzt Dr. Beyer.)

In den Gestellungslisten für den Bezirk Cham finden sich 7,77% Kropfige.

5. Bezirksamt Eschenbach.

Kropf selten. (Auskunft von Bezirksarzt Dr. Oberweiler.)

In den Gestellungslisten für den Bezirk Eschenbach finden sich 4,09% Kropfige.

6. Bezirksamt Kemnath.

Im ganzen Bezirk (14 000 Einwohner) nur 15—18 Kropfige, die sich auf die einzelnen Ortschaften verteilen. (Auskunft von Bezirksarzt Dr. Enzensperger.)

In den Gestellungslisten für den Bezirk Kemnath finden sich 3,71% Kropfige.

7. Bezirksamt Nabburg.

Kropf vereinzelt. (Bezirksarzt Dr. Schmidt.)

In den Gestellungslisten für den Bezirk Nabburg finden sich 5,19% Kropfige.

8. Bezirksamt Neumarkt.

Bezirksarzt Dr. Grundler teilt mit, daß in seinem Bezirksamte zwar Kropf vorkommt, aber an keine bestimmten Ortschaften gebunden. Er sagt:

> Soweit meine Beobachtungen reichen, hängt hier das Auftreten des Kropfes nicht mit dem Wasser zusammen. Nur auf dem Jurahochplateau zwischen hier und Kasel ist die Bevölkerung auf Zisternenwasser angewiesen. Auf diesem Hochplateau scheint mir auch Kropf etwas häufiger vorzukommen als in der Talniederung, jedoch suche ich die Ursache darin, daß die Kinder schon vorzeitig zu sehr schwerer Arbeit angehalten werden bei oft ungenügender Ernährung.

In den Gestellungslisten für den Bezirk Neumarkt finden sich im Landbezirk 5,04, in der Stadt 10,90% Kropfige.

9. Bezirksamt Neunburg v. W.

Bezirksarzt Dr. Bauer schreibt uns:

> Weder ich noch die übrigen Ärzte, welche im Amtsbezirke Praxis ausüben, haben in irgendeiner Ortschaft des Amtsbezirks eine Häufung von Kropffällen beobachtet. So habe ich in meiner Privat- und Kassenpraxis — etwa zwei Fünftel der Bevölkerung des Amtsbezirkes umfassend — im Laufe von 2 Jahren nur 18 Kropffälle bei 6 männlichen und 12 weiblichen Individuen gesehen.
>
> Von den 18 Fällen treffen 5 auf Neunburg v. W. und die übrigen 13 Fälle auf 13 verschiedene Ortschaften des Bezirksamtes. Dabei

ist auch die Zahl der auf Neunburg treffenden Fälle nicht groß, wenn man bedenkt, daß Neunburg fast 2200 Einwohner zählt, und daß sich hier verhältnismäßig viele zugezogene Personen (Dienstboten, Gesellen, Lehrlinge) aufhalten.

In den Gestellungslisten für den Bezirk Neunburg v. W. finden sich **10,59%** Kropfige.

10. Bezirksamt Neustadt a. d. Wn.

In den Gestellungslisten für den Bezirk Neustadt finden sich **5,24%** Kropfige.

11. Bezirksamt Oberviechtach.

Kropf nicht besonders häufig. (Auskunft des Bezirksarztes Dr. Deppisch.)

In den Gestellungslisten für den Bezirk Oberviechtach finden sich **6,68%** Kropfige.

12. Bezirksamt Parsberg.

Kropf selten. (Bezirksarzt Dr. Eisenhofer.)

In den Gestellungslisten für den Bezirk Parsberg finden sich **6,13%** Kropfige.

13. Bezirksamt Regensburg.

In der Stadt Regensburg sind Kropfkrankheiten unter jungen Leuten weiblichen Geschlechts nicht selten. Besondere Stadtbezirke sind jedoch für das Vorkommen nicht bekannt. Die Wasser- und Arbeitsverhältnisse sind überall die gleichen; das Wasser der Wasserleitung, das allgemein als Trinkwasser benutzt wird, kommt von Quellen des Jura.

Im Bezirksamt Regensburg kommen nur vereinzelte Fälle von Kropfkrankheiten vor. (Auskunft von Bezirksarzt Dr. Grasmann.)

In den Gestellungslisten für den Bezirk Regensburg finden sich für das Land **9,39%**, für die Stadt **7,30%** Kropfige.

14. Bezirksamt Riedenburg.

Endemisches Vorkommen nicht beobachtet. (Bezirksarzt Dr. Lauer.)

In den Gestellungslisten für den Bezirk Riedenburg finden sich **4,21%** Kropfige.

15. Bezirksamt Roding.

Kropf im ganzen selten. (Bezirksarzt Dr. Aumüller.)

In den Gestellungslisten für den Bezirk Roding finden sich **8,52%** Kropfige.

16. Bezirksamt Stadtamhof.

Kropf nicht häufig. Die wenigen Fälle verteilen sich gleichmäßig auf Orte mit Quell- resp. Brunnenwasser und mit Zysternen.

In den Gestellungslisten für den Bezirk Stadtamhof finden sich **8,35%** Kropfige.

17. Bezirksamt Sulzbach.

Eine auffallende Häufigkeit von Kröpfen wurde nicht bemerkt. Immerhin sind die Kröpfe häufiger im südlichen Teile des Bezirkes, der als wasserarm bezeichnet werden muß, denn sämtliche in diesem dünnbevölkerten Teile des Bezirkes gelegenen Ortschaften verfügen mit wenigen Ausnahmen über Dachtraufen- bzw. Zisternenwasser.

Den Genuß dieses sicherlich nicht einwandfreien Trinkwassers möchte ich indes nicht für die relative Häufigkeit der Kröpfe verantwortlich machen, eher die durch Heiraten unter Blutsverwandten hervorgerufene minderwertige Körperkonstitution, die sich besonders in infantilen Erscheinungen bei Männern und rhachitischen Knochengerüsten bei Weibern kundgibt. Die Inzucht der Bevölkerung im Süden des Bezirkes ist durch die dünne Bevölkerungsschicht bedingt. (Auskunft von Bezirksarzt Dr. Schäfer.)

In den Gestellungslisten für den Bezirk Sulzbach finden sich **8,80%** Kropfige.

18. Bezirksamt Tirschenreuth.

Kropf nicht besonders häufig. (Auskunft von Bezirksarzt Dr. Moeger.)

In den Gestellungslisten für den Bezirk Tirschenreuth finden sich **3,90%** Kropfige.

19. Bezirksamt Vohenstrauß.

An keinem Ort besonders häufig. (Bezirksarzt Dr. Kohler.)

In den Gestellungslisten für den Bezirk Vohenstrauß finden sich **5,52%** Kropfige.

20. Bezirksamt Waldmünchen.

In keinem Ort besonders häufig. (Bezirksarzt Dr. Nothaas.)

In den Gestellungslisten für den Bezirk Waldmünchen finden sich **5,93%** Kropfige.

D. Regierungsbezirk Oberfranken.

1. Bezirksamt Bamberg I.

Kropf nicht besonders häufig. (Bezirksarzt Dr. Löffler).

2. Bezirksamt Bamberg II.

Keine Ortschaften, in denen der Kropf besonders häufig ist. (Bezirksarzt Dr. Schneller.)

In den Gestellungslisten für den Bezirk Bamberg finden sich für das Land im Mittel **2,32%**, für die Stadt **6,09%** Kropfige.

3. Bezirksamt Bayreuth.

Fehlanzeige für Stadt und Bezirksamt. (Bezirksarzt Dr. Solbrig.)

In den Gestellungslisten für den Bezirk Bayreuth finden sich für das Land **4,37%**, für die Stadt **4,49%** Kropfige.

4. Bezirksamt Berneck.

Kropf nicht häufig. (Bezirksarzt Dr. Übel).

In den Gestellungslisten für den Bezirk Berneck finden sich **4,41%** Kropfige.

5. Bezirksamt Ebermannstadt.

Allenthalben vereinzelte Kröpfe, ziemlich gleichmäßig im ganzen Bezirk. (Bezirksarzt Dr. Stömmer.)

Nach Dr. Severin (Hollfeld) trifft man die Kröpfe besonders in Ortschaften, die in engen Tälern liegen. Er erwähnt dabei Waischenfeld.

Wir haben selbst Untersuchungen in diesen Gegenden angestellt, die mit den Auskünften gut übereinstimmen. Wir lassen unsere Untersuchungen folgen:

Treunitz a. d. Wiesent. 21. März 1912.

		normal	wenig	stark	sehr stark
42 Kinder.	Knaben von 6—14 Jahren	19	1	2	0
	Mädchen von 6—14 Jahren	13	6	1	0
		32	7	3	
		76,2%	16,7%	7,1%	
			23,8 % (wenig + stark)		

Wasser aus der Wiesent; keine Brunnen.

Freienfels a. d. Wiesent. 21. März 1912.

		normal	wenig	stark	sehr stark
47 Kinder.	Knaben von 6—14 Jahren	15	4	0	0
	Mädchen von 6—14 Jahren	26	2	0	0
		41	6		
		87,3%	**12,7%**		

Freienfels: sehr viel gute Quellen. Kein größerer Kropf bei Männern im ganzen Dorf, einige Kröpfe bei Frauen.

Hollfeld. 21. März 1912.

		normal	wenig	stark	sehr stark
90 Kinder.	Knaben von 9—14 Jahren	30	5	1	0
	Mädchen von 9—14 Jahren	35	12	6	1
		65	17	7	1
		72,2%	18,9%	7,7%	1,1%
			27,7 % (wenig + stark + sehr stark)		

Wasserleitung.

Aufseß. 21. März 1912.

		normal	wenig	stark	sehr stark
88 Kinder.	Knaben von 9—14 Jahren	22	3	0	0
	von 6—8 Jahren	21	3	0	0
	Mädchen von 9—14 Jahren	23	6	1	0
	von 6—8 Jahren	8	1	0	0
		74	13	1	0
		84,1%	14,8%	1,1%	
			15,9% (wenig + stark)		

In den Gestellungslisten für den Bezirk Ebermannstadt finden sich **4,22%** Kropfige.

6. Bezirksamt Forchheim.

Herr Bezirksarzt Dr. Bitton schreibt uns:
daß sich in der Stadt Forchheim nur wenige Personen mit Kröpfen befinden und daß solche von auswärts zugezogen sind.

Im Kgl. Bezirksamte Forchheim befinden sich Kropfleidende in größerer Anzahl in:

Affalterthal (mit 497 Einw.) . . . . 11 Kropfkranke = 2,3%
Egloffstein (mit 670 Einw.) . . . . 11 „ = 1,6%
Thuisbrunn (mit 740 Einw.) . . . 4 „ = 0,5%
Igensdorf (mit 347 Einw.) . . . . . 3 „ = 0,9%
Dobenreuth (mit 162 Einw.) . . . . 3 „ = 1,8%

In Dormitz sollen sich frühere mehrere kröpfige Frauen befunden haben, zurzeit aber keine mehr vorhanden sein.

In den Gestellungslisten für den Bezirk Forchheim finden sich für das Land **4,87%**, für die Stadt **8,03%** Kropfige.

7. Bezirksamt Höchstadt a. A.

Kropf kommt fast gar nicht vor. Hin und wider ein Basedowfall. (Bezirksarzt Dr. Günther.)

In den Gestellungslisten für den Bezirk Höchstadt finden sich **7,72%** Kropfige.

8. Bezirksamt Hof.

Kropf selten. (Bezirksarzt Dr. Dietsch.)

In den Gestellungslisten für den Bezirk Hof finden sich für das Land **3,52%**, für die Stadt **3,69%** Kropfige.

9. Bezirksamt Kronach.

In keinem Ort besonders häufig. (Bezirksarzt Dr. Schöpp.)

In den Gestellungslisten für den Bezirk Kronach finden sich **4,72%** Kropfige.

10. Bezirksamt Kulmbach.

Kropf selten. (Bezirksarzt Dr. Braun.)

In den Gestellungslisten für den Bezirk Kulmbach finden sich für das Land **4,95%**, für die Stadt **7,49%** Kropfige.

11. Bezirksamt Lichtenfels.

In keinem Ort besonders häufig. (Bezirksarzt Dr. Zorn.)

In den Gestellungslisten für den Bezirk Lichtenfels finden sich **3,70%** Kropfige.

12. Bezirksamt Münchberg.

Keine auffallende oder häufigere Verbreitung von Kropf. (Bezirksarzt Dr. Sölch.)

In den Gestellungslisten für den Bezirk Münchberg finden sich **3,55%** Kropfige.

13. Bezirksamt Naila.

Kropf verhältnismäßig selten. (Bezirksarzt Dr. Hofmann.)

In den Gestellungslisten für den Bezirk Naila finden sich **2,94%** Kropfige.

14. Bezirksamt Pegnitz.

Kropf äußerst selten, nur einzelne Fälle von geringer Kropfbildung bei heranwachsenden Mädchen. (Bezirksarzt Dr. Schön.)

In den Gestellungslisten für den Bezirk Pegnitz finden sich **4,92%** Kropfige.

15. Bezirksamt Rehau.

Ich kann mitteilen, daß es im Bezirk Rehau viele Kropfkranke gibt. Diese Mitteilung geschieht auf Grund meiner Beobachtungen bei den amtsärztlichen Untersuchungen, in der Privatpraxis und in der Spitalpraxis. (Bezirksarzt Dr. Rittmayer.)

In den Gestellungslisten für den Bezirk Rehau finden sich **2,93%** Kropfige.

16. Bezirksamt Stadtsteinach.

Kropf nur vereinzelt. (Bezirksarzt Dr. Büller.)

Im Amtsbezirke kam der Kropf hauptsächlich in Ludwigschorgast zur Beobachtung vor, jedoch ist dessen Verbreitung und Beobachtung im Rückgang gegen die in den 80er Jahren seinerzeit zur Kenntnis gekommenen. (Dr. Lutz - Stadtsteinach.)

In den Gestellungslisten für den Bezirk Stadtsteinach finden sich **6,31%** Kropfige.

17. Bezirksamt Staffelstein.

An keinem Ort besonders häufig. (Bezirksarzt Dr. Bergmann.)

In den Gestellungslisten für den Bezirk Staffelstein finden sich **1,25%** Kropfige.

18. Bezirksamt Teuschnitz.

Kropf dürfte in keiner Ortschaft vollständig fehlen, besonders häufig nirgends. (Bezirksarzt Dr. Friedemann und Dr. Bauer.)

In den Gestellungslisten für den Bezirk Teuschnitz finden sich **5,24%** Kropfige.

19. Bezirksamt Wunsiedel.

Kropf nicht selten, sporadisch auftretend; mitunter bedeutendes Größenwachstum, Heredität spielt die Hauptrolle. (Bezirksarzt Dr. Wild.)

In den Gestellungslisten für den Bezirk Wunsiedel finden sich **4,09%** Kropfige.

E. Regierungsbezirk Mittelfranken.

1. Bezirksamt Ansbach.

Kein endemisches Vorkommen von Kropf. (Bezirksarzt Dr. Federschmidt.)

In den Gestellungslisten für den Bezirk Ansbach finden sich für das Land **8,46%**, für die Stadt **7,11%** Kropfige.

2. Bezirksamt Dinkelsbühl.

Herr Bezirksarzt Dr. Pürkhauer schreibt uns:

Meine Beobachtungen, welche mit den Beobachtungen eines meiner Vorgänger aus den 80er Jahren übereinstimmen, berechtigen mich zu dem Bemerken, daß die Kropfkrankheit in hiesiger Gegend durchaus nicht selten ist. Ich habe während der kurzen Zeit meines Hierseins (10 Monate) bereits eine ansehnliche Reihe von Kropfkranken (mindestens 30) behandelt, welche teils wegen der komplikatorischen Herzstörungen, teils wegen der Schilddrüsenentartung selbst ärztlichen Rat erbaten. Aus den Aufzeichnungen des oben angeführten Amtsvorgängers geht hervor, daß er in 18 Jahren 223 Fälle behandelt hat. Diese Fälle stammen allerdings nicht alle aus dem hiesigen Bezirksamtssprengel, sondern zum Teil aus dem benachbarten Württemberger Gebiete (Oberamt Crailsheim), und ich habe den Eindruck, daß das westliche Gebiet des Bezirksamtes überhaupt den größeren Teil der Kranken stellt. In diesem Gebiete soll der Boden, wie ich den Aufzeichnungen des mehrfach genannten Vorgängers entnehme, große Gipslager enthalten, während der östlichere Teil des Bezirksamts, in dessen Mitte der Hesselberg liegt, hauptsächlich Jura aufweist.

Die Wasserversorgung der Gegend ist eine reichliche. Das im allgemeinen wellenförmige Hügelland ist von 3 Flußtälern durchquert (Wörnitz, Sulzach, Rollach) und ist durch seinen überaus großen Reichtum an Weihern ausgezeichnet. Es sollen allein im Distrikte Dinkelsbühl sich einige hundert Weiher befinden. Das Wasser der Gegend enthält Kalk in mäßiger Menge.

Das Bezirksamt gehört zu den höchstgelegenen Gegenden Mittelfrankens (im Durchschnitt etwa 3—400 m über der Meeresfläche).

Seine Bewohner sind im Distrikt Wassertrüdingen zumeist in größeren Ortschaften, im Distrikt Dinkelsbühl zumeist in Weilern angesiedelt. Hier sind nur wenige größere Ortschaften (Stadt Dinkelsbühl, Schopfloch, Dürrwangen, Weiltingen, Wittelshofen, Mönchsrot, Wilburgstetten, Sinbronn und Illenschwang) vorhanden. Eigentliche Kropforte sind nicht bekannt. Im Gewerbesanitätsbericht für Bayern für 1906 (S. 157) findet sich unter Kropf die Bemerkung: Kropf in Dinkelsbühl sehr häufig; ärztliche Hilfe meist wegen Atemnot begehrt; Kretinismus selten.

In den Gestellungslisten für den Bezirk Dinkelsbühl finden sich für das Land **5,76%**, für die Stadt **8,60%** Kropfige.

3. Bezirksamt Eichstätt.

Bezirksarzt Dr. Schirmer schreibt uns:

Kropferkrankungen kommen im Stadt- und Landbezirke Eichstätt nur sporadisch vor und zeigen demnach keine besonders auffällige Verbreitung.

Bisweilen kommen in der Stadt Eichstätt Schwellungen der Schilddrüse in den Entwicklungsjahren zur Beobachtung.

Nur in seltenen Fällen zieht sich die Erkrankung während des ganzen Lebens hin.

Das dem Jurakalke entspringende Trinkwasser wird mehrfach als Ursache der Schilddrüsenerkrankungen angesehen.

Ob jedoch ein Zusammenhang mit Wasserverhältnissen besteht, möchte ich nicht im bejahenden Sinne entscheiden, und zwar deshalb, weil die Plateaubewohner bis vor kurzem nur kalkloses Traufwasser tranken und doch vereinzelt Kröpfe aufwiesen, die Talbewohner meist kalkreiches Wasser genossen und verhältnismäßig nicht mehr Kröpfe hatten.

Wie oben bereits bemerkt, kommen auch im Landbezirke Eichstätt Kropfkrankheiten nur vereinzelt vor.

Beobachtet wurden 8 Fälle, und zwar in:

Schernfeld	1
Workerszell	2
Obereichstätt	1
Seuversholz	2
Arnsberg	1
Gelbelsee	1

Bezüglich des Geschlechtes wird der Kropf meist bei Frauen gefunden. Das jugendliche Alter überhaupt und das Alter der Pubertät insbesondere bietet unstreitig prädisponierende Momente zur Entstehung von Schilddrüsenschwellung, auch Schwangerschaftszeit, Geburt und Wochenbett sind ätiologisch heranzuziehen, ferner scheint eine erbliche Disposition unschwer nachweisbar.

In den Gestellungslisten für den Bezirk Eichstätt finden sich für das Land **3,01%**, für die Stadt **5,26%** Kropfige.

4. Bezirksamt Erlangen.

Im Bezirk Erlangen kommen nach unserer eigenen Beobachtung Kröpfe nur sporadisch vor. Ein endemisches Auftreten ist nirgends zu beobachten.

Damit stimmt auch die von uns unter Mithilfe des Schularztes Dr. Hetzel angestellte Schuluntersuchung überein, die wir in folgender Tabelle bringen:

Erlangen: Luitpoldschulhaus, 18. März 1912.

		normal	wenig	stark	sehr stark
485 Kinder.	Knaben von 9—14 Jahren	150	7	2	0
	von 6—8 Jahren	88	7	1[1])	0
	Mädchen von 9—14 Jahren	142	8[2])	0	0
	von 6—8 Jahren	76	4	0	0
		456	26	3	
		94%	5,4%	0,6%	
			6%		

Grundwasserleitung.

Kinder mäßig entwickelt. Viele anämische.

In den Gestellungslisten für den Bezirk Erlangen finden sich im Stadtbezirk **5,41%**, im Landbezirke **7,20%** Kropfige.

5. Bezirksamt Feuchtwangen.

Bezirksarzt Dr. v. Thon-Dittmer schreibt uns, daß in seinem Bezirk der Kropf nicht besonders häufig sei.

Auf unsere nochmalige Anfrage unter Hinweis auf das häufigere Vorkommen von Kropf im Nachbarbezirk Dinkelsbühl teilt er uns weiterhin mit, daß er

„die an der württembergischen Grenze gelegenen Orte einer Nachuntersuchung unterzogen habe.

Von den 43 Schulkindern in Hanndorf hatten 2, von den 58 im Oberampfrach 3 und von den 164 in Schnelldorf 5 eine geringgradig vergrößerte Schilddrüse, eine Kropfanlage. Ein eigentlicher Kropf wurde bei keinem von den 265 Schulkindern gefunden. Auch meine sonstigen Beobachtungen und Umfragen bei Herrn Dr. Denk in Schnelldorf und den Lehrern der betreffenden Gegend haben ergeben, daß ein auffallend häufiges Vorkommen von Kröpfen keineswegs behauptet werden kann.

Von den beiden Nachbarkollegen in Dinkelsbühl und Rothenburg hat Herr Bezirksarzt Pürckhauer in D., soviel er mitteilte, berichtet, daß seinen Beobachtungen nach daselbst Kröpfe häufiger seien, als in seinem früheren Wirkungskreis Forchheim. Herr Be-

[1]) Ein Mädchen aus der Ulmer Gegend, erst kurz hergekommen.
[2]) Ein Knabe aus Bayreuth zugewandert.

zirksarzt Dr. Göhring von Rothenburg dagegen hat 3 Orte benannt, die als Kropforte bekannt sind. Ich möchte mir aber erlauben, darauf hinzuweisen, daß diese Orte jenseits der Frankenhöhe, in einer Gegend mit vorherrschend Kalkboden liegen und sehr ungünstige Trinkwasserverhältnisse (außergewöhnlich hohe Härtegrade) **aufzuweisen** haben. Die in meinem Amtsbezirke gelegenen Orte dagegen liegen diesseits der Frankenhöhe, haben Keuperboden und wesentlich besseres, insbesondere kalkärmeres Trinkwasser."

In den Gestellungslisten für den Bezirk Feuchtwangen finden sich **8,33%** Kropfige.

6. Bezirksamt Fürth.

Kropf nicht häufig. (Bezirksarzt Dr. Spaet.)

Wir haben eine Schule des Bezirkes durchuntersucht und das folgende Resultat erhalten:

Schuluntersuchung in Burgfarrnbach (10. Juni 1912):

		normal	wenig	stark	sehr stark
352 Kinder.	Knaben				
	von 6—9 Jahren	63	6	0	0
	von 9—13 Jahren	75	5	5	0
	Mädchen				
	von 6—9 Jahren	69	4	0	0
	von 9—13 Jahren	100	18	6	1
		307	33	11	1
		87,2%	9,4%	3,1%	0,3%
			12,8%		

In den Gestellungslisten für den Bezirk Fürth finden sich im Stadtbezirk **9,94%**, im Landbezirk **8,76%** Kropfige.

7. Bezirksamt Gunzenhausen.

Auskunft des Bezirksarztes Dr. Eidam:

In der hiesigen Gegend kommt die Kropfkrankheit nicht endemisch vor, wie z. B. bei Iphofen usw. Große die Atmung beengende Kröpfe sind überhaupt eine Seltenheit, kleinere Kröpfe besonders der seitlichen Schilddrüsenlappen sind häufiger, besonders bei ländlichen Dienstboten, bei denen das schwere Tragen und Heben und, wie mir scheint, häufig ein zu enger Hemdbund die Ursache bilden, und bei Frauen nach Entbindungen. Daß gewisse Ortschaften infolge von Einfluß der Wasserverhältnisse eine größere Anzahl von Kröpfen zeigten, kann ich von der hiesigen Gegend nicht behaupten. Die vorkommenden unbedeutenden Kröpfe sind so ziemlich über alle Ortschaften verteilt, und es macht nach meiner Erinnerung keinen Unterschied aus, ob die Ortschaft auf Keuperboden oder auf Jurakalk steht; kalkhaltig ist ja das Wasser aller Quellen und Brunnen mit Ausnahme der sog. Büchelberger Wasserleitung, welche weiches Wasser führt, da es Oberflächenwasser ist.

In den Gestellungslisten für den Bezirk Gunzenhausen finden sich **3,92%** Kropfige.

8. Bezirksamt Hersbruck.

Kropf nicht häufig. (Bezirksarzt Dr. Karl Mayer und Hofrat Dr. Wollner.)

In den Gestellungslisten für den Bezirk Hersbruck finden sich **8,04%** Kropfige.

9. Bezirksamt Hilpoltstein.

Kropf nicht häufig. (Bezirksarzt Dr. Seidel.)

In den Gestellungslisten für den Bezirk Hilpoltstein finden sich **6,42%** Kropfige.

10. Bezirksamt Lauf.

Auskunft des Bezirksarztes Dr. Schlier:

„Was die Häufigkeit der Kropfkrankheit im hiesigen Amtsbezirke betrifft, so kann die Stadt Lauf und die nächste Umgebung als eine ausgesprochene Kropfgegend gelten. Meines Wissens sind die anderen Teile des Amtsbezirks in dieser Weise nicht von dieser Krankheit heimgesucht. Ich kenne einige Fälle, wo junge Frauen, welche hierher geheiratet haben und welche nie Zeichen von Kropf im ledigen Stande geboten hatten, bereits nach 1—2 Jahren Kröpfe aufwiesen.

Sichere Anhaltspunkte für die Entstehungsursache kann ich nicht angeben. Das Publikum beschuldigt das Wasser, wie wohl überall. Die Stadt Lauf hat zentrale Wasserversorgung seit 1892 aus einem 382 m hoch gelegenen Quellengebiet, 6 km nördlich der Stadt. Dort herrscht überall, bis auf die Erlanger Gegend zu, Sandsteinformation. Neuerdings wurde seit 2 Jahren noch ein Quellengebiet bei Kuhnhof, 3 km nördlich der Stadt, mit der gleichen Bodenformation, einbezogen. Der Kalkgehalt des Wassers beträgt 0,85.

Das weibliche Geschlecht ist vorwiegend befallen, doch sind auch Männer mit Kröpfen keine Seltenheit. Schon die Schulmädchen weisen, wie sich bei der Wiederimpfung beobachten läßt, recht häufig beginnende Kropfbildung auf. Die hauptsächlichste Entwicklung scheint mit der Pubertätsentwicklung zusammenzufallen. Ein Prozentverhältnis kann ich nicht angeben.

In Hersbruck, wo ich 16 Jahre lang, bis 1908, ärztliche Praxis ausübte, waren nicht entfernt so viele Kröpfe zu bemerken, als in Lauf.“

In den Gestellungslisten für den Bezirk Lauf finden sich **5,04%** Kropfige.

11. Bezirksamt Neustadt a. A.

Kropf nicht häufig. (Bezirksarzt Dr. Bschorer.)

Bezirksarzt Dr. Schelle schreibt uns auf eine neuerliche Anfrage:

Zur Ergänzung des Berichtes meines Herrn Amtsvorgängers Dr. Bschorer vom Jahre 1910 habe ich nochmals bei den Herrn

Kollegen meines Bezirkes Umfrage gehalten. Mit Ausnahme des Kollegen Lambrecht in Uhlfeld, welcher schreibt: „Im ganzen kommen Kröpfe bei uns nicht selten vor, doch lassen sich bestimmte Zahlen nicht angeben" und des Kollegen Dr. Schnizlein, welcher den oberen Aischgrund (gegen Windsheim zu) als Kropfgegend bezeichnet, negieren die Ärzte meines Bezirkes ein besonders häufiges Vorkommen. Kollege Illing, welcher früher mehrere Jahre in Markterlbach praktizierte und jetzt in Neustadt a. A. ist, meint, daß in seinem jetzigen Praxisbezirke Kröpfe häufiger seien als in seinem Markterlbacher Praxisbezirke. Ich selbst kann aus meiner Praxis, weil sie noch zu jung ist, leider nicht mit Erfahrungen dienen. Die Untersuchung sämtlicher Volksschulen in Neustadt a. A. ergab unter 659 Schülern 1 größere, 3 mäßige, 34 geringe Vergrößerungen der Schilddrüse (= 6,7% kropfbehaftet). Ein bestimmtes Verhältnis der Zahlen zum Lebensalter konnte dabei nicht festgestellt werden. Unter 73 auf Kropf untersuchten Wiederimpflingen waren nur 3 mit mäßigen Vergrößerungen.

In den Gestellungslisten für den Bezirk Neustadt a. A. finden sich 9,84% Kropfige.

12. Bezirkamt Nürnberg-Stadt.

Kropf nicht auffallend häufig. (Medizinalrat Dr. Wetzel.)

In den Gestellungslisten für Nürnberg-Stadt finden sich 7,67% und 7,77% Kropfige.

13. Bezirksamt Nürnberg-Land.

Kropf nicht häufig. (Bezirksarzt Dr. Merkel.)

In den Gestellungslisten für den Bezirk Nürnberg-Land finden sich 8,52% Kropfige.

14. Bezirksamt Rothenburg o. T.

Bezirksarzt Dr. Göhring hat im Verein mit den Ärzten des Bezirks uns über diese interessante Gegend ein ganz besonders reiches Material zur Verfügung gestellt.

Er schreibt unter anderem:

Der ganze Amtsbezirk Rothenburg o. T. liegt in einem Gipsgebiet, das sehr hartes Wasser liefert. Auch das Stadtgebiet Rothenburg hat die gleichen Boden- und Wasserverhältnisse. Wenn man in den Akten des Kgl. Bezirksamtes Rothenburg o. T. die Versuche einzelner Ortschaften, sich eine Wasserleitung zu bauen, näher verfolgt, so findet man, daß die Mehrzahl der Bohrungen ein Wasser lieferte, das infolge des hohen Kalkgehaltes zu Trinkzwecken unbrauchbar war. Das trifft sowohl für Ortschaften zu, welche zwischen Rothenburg o. T. und der Bahnlinie Ansbach—Würzburg liegen, z. B. Endsee, als auch für Ortschaften südlich und westlich der Stadt, in besonderem Maße aber für Östheim, Diebach, Bellershausen usw. Z. B. ergab die Untersuchung von 4 Wasserproben aus der Nähe von Östheim durch die Kgl. Untersuchungsanstalt für Nahrungs- und Genußmittel in Erlangen am 28. Juli 1899 folgenden Befund: ‚3 Proben haben einen abnormen hohen Gehalt an gelösten Mineralbestandteilen, und zwar von Gips. Die Gesamthärte bewegt sich zwischen 65—110 g, die bleibende Härte zwischen 37—78,6 in deutschen Härtegraden ausgedrückt.

Kropferkrankungen kommen im Rothenburger Bezirk überall in größerer Menge vor als anderswo, z. B. Oberfranken; immerhin halten sich die Zahlen der Erkrankungen im Osten, Norden und Westen in mäßigen Grenzen gegenüber dem Süden: in Diebach, Östheim und Bellershausen. Man bringt die Kropferkrankungen in unverkennbaren Zusammenhang mit dem Genuß des kalkhaltigen Wassers und es ist nachgewiesen, daß in den Ortschaften, in welchen der Kalkgehalt des Wassers ein sehr hoher ist; auch viele Leute Kropferkrankungen haben oder solche bekommen, sobald sie dorthin verziehen. Herr Dr. Pickel hat dies für Diebach sicher nachgewiesen.

Eine Gipslage zieht sich von Steinach a. G. (Bahnstation Ansbach—Würzburg) über Endsee nach Diebach—Östheim—Gailnau—Wettringen herüber und verläuft von da ab in das Württembergische. Im Amtsgerichtsbezirk Rothenburg o. T. finden wir nördlich bzw. nordwestlich von dieser streifenförmig das ganze Bezirksamt durchziehenden Gipslage wieder Sandsteinformation in Gattenhofen—Adelshofen—Großhasbach und ebenso in südlicher, bezüglich südöstlicher Richtung in der sog. Waldgegend, über der Frankenhöhe drüben in Wachsenberg—Geslau, in Windelsbach usw.

Über das Vorkommen von Kropferkrankungen in der Stadt Rothenburg o. T. selbst liegen statistische Erhebungen nicht vor. Erkrankungen sind zwar nicht sehr häufig, kommen aber doch vor.

Auskunft von Dr. Nürnberger (Rothenburg o. T.):

Wie bereits Billroth in seinem Lehrbuch für spezielle und allgemeine Chirurgie angibt, ist der Kropf in der ganzen Untergegend nichts Seltenes. Er kommt hier endemisch vor und sind, wie bereits angegeben, manche Orte mit Recht besonders verschrien, zumal er in den Ortschaften, in denen er oft vorkommt, sich gern mit dem Kretinismus verbindet.

Aus einer achtjährigen Erfahrung kann der Unterzeichnete mitteilen, daß hier wie überall, wo der Kropf endemisch vorkommt, die Frauen prävalieren, und scheint das meines Erachtens nach mit den periodischen Blutungen und dadurch vermehrtem Afflux zusammenzuhängen.

Ein weiterer nennenswerter Punkt ist die Erblichkeit, indem schon Kinder mit Blähhals hier auf die Welt kommen.

Doch fällt hier die Hauptzeit für die Entwicklung eines Kropfes in die Jahre der Pubertät. Weniger häufig tritt er in den dreißiger Jahren auf, sehr selten später und dann fast nur bei der schwer arbeitenden Klasse. Das Puerperium trägt auch zur Kropferkrankung bei. Allgemein ist man hier der Meinung, daß das kalkhaltige Wasser verbunden mit der Muschelkalklage der Gegend zum Kropf disponiere, ebenso Geburten, schwere Arbeit und ferner hier in der Gegend das Tragen von Lasten durch Frauen auf dem Kopf.

Auskunft von Dr. Pickel (Schillingsfürst) vom 10. Juli 1910:

Der Distrikt Schillingsfürst liegt in den Ausläufern des Fränkischen Jura, und die Quellen, Flüsse und Wässer sind alle sehr hart und enthalten schwefelsauren Kalk.

Leute mit Kropferkrankungen sind in jedem Orte nachweisbar, Kinder wie Erwachsene, in stärkerem Maße ist das weibliche Geschlecht mit Kropf behaftet; in der Wörnitzgegend, im Taubergebiet, überall gibt es zahlreiche Kropfkranke; jedoch Kretins sind nur in Bellershausen, Diebach und Östheim, dazu kommen schwachsinnige und taubstumme Individuen, die mit Kropf behaftet sind, ebenfalls in den 3 Gemeinden vor. Auffallend hart ist das Wasser in Diebach und Östheim.

Leute, die durch Heirat oder durch ihren Beruf gezwungen, nach Diebach kommen, haben, wie ich oft beobachtete, erst dort Kropf akquiriert. Häufig kommt es vor, daß sämtliche Mitglieder einer Familie kropfkrank sind, in Bellershausen sind in einer Familie von 7 Kindern 5 Kretins und taubstumm.

Die Anzahl der in Diebach an Kropf Erkrankten schätze ich auf 40—50%.

Entartung des Kropfes in Sarkom und Carcinom habe ich in Östheim bei älteren Leuten dreimal beobachtet; ebenso habe ich 3 Fälle von lienaler Leukämie in Östheim gesehen, in allen 3 Fällen mit Kropf verbunden.

Auskunft von Dr. Pickel (Schillingsfürst) vom 24. September 1910:

In der Gemeinde Bellershausen mit 182 Einwohnern sind 8 Kretins, darunter 4 Geschwister in einer Familie, sie haben alle große Köpfe, haben zwergartigen Körper und können nicht sprechen.

In der Schule Östheim sind von 63 Schülern 36 mit Kropf behaftet, und zwar 20 Knaben und 16 Mädchen, unter diesen 36 Schülern sind 3 Schwerhörige, mit mangelnder Sprache 2 Knaben und 1 Mädchen, 1 taubstummer Knabe; als schwachsinnig sind von den 63 Schülern 13 Knaben und 10 Mädchen zu bezeichnen.

Unter den Erwachsenen in Östheim sind als schwachsinnig und blödsinnig 17 Personen anzuführen.

In der Schule Diebach sind von 73 Schülern 51 mit Kropf behaftet, einen ähnlichen Prozentsatz zeigt die erwachsene Bevölkerung.

Die von uns herumgesandten Fragebogen wurden in diesem Bezirk von den Behörden in einer den tatsächlichen Verhältnissen entsprechenden Weise ausgefüllt, wie uns die Herren Kollegen bestätigen und wie auch persönliche Nachforschungen ergaben, in Östheim von Herrn Pfarrer Memmert, in Diebach von Herrn Hauptlehrer Krauß.

In der folgenden Tabelle haben wir eine Zusammenstellung dieser Auskünfte gemacht:

Ortschaften	Einwohner	Kropf %	Männer	Frauen	Kinder	Erblichkeit	Beziehungen zu Örtlichkeit	Beziehungen zu Wasser
Bellershausen	158	3,8	4	2	—	1	—	
Diebach	368	54	57	61	68	Ja, einig. alte, eingesess. Familien	Nein	gipsh., enth. auch viel kohlens. Kalk
mit Weiler Wolfsau	56	50	8	9	10			
Einöde Böllersmühle	8	50	2		2			
„ Bestleinsmühle	11	28	2	1	—			
„ Hockenmühle	8	37	3					
Endsee	185	0,54	—	1	—	Nein	Nein	z. T. gips- u. salpeterh. z. T. kommt es dir. a. Sandsteinf.
Gailnau	178	10	11	5	1	Nein		Gipswasser
Gemeinde Östheim (Ober- u. Unteröstheim und Seemühle)	415	22	19	38	36	Ja		Gipswasser
Steinach	252	0,79	1	—	—	Nein		Siehe u. Endsee
Wettringen		2,5	—	12/15	—	Nein		Mangelh., gipsh., oft übelriech. W.
mit Reichenbach und Grüb Taubermühle Seemühle		0						gute, z. T. sehr gute Wasservers.

Wir bringen hier noch einiges aus unseren beim Besuch der Rothenburger Gegend gemachten Aufzeichnungen über die am meisten befallenen Orte Diebach und Östheim, sowie die Wasseranalysen von Diebach:

Diebach.

Schulbesichtigung: Von 28 Mädchen 23 Kropf, viel vasomotorische Erscheinungen; 1 Basedow (Exophthalmus) + Myxödem; von 37 Knaben 28 Kropf, wenig Vasomotoriker.

Die Kinder sind in dem Intelligenzgrade außerordentlich zurück gegen andere Orte, viel Sprachstörungen und Taubheit.

Brunnen: Das Dorf wird jetzt durch den Schloßbrunnen versorgt, der chemisch einwandfrei ist; seitdem sollen die Kropferkrankungen im ganzen zurückgegangen sein. Die Gemeindebrunnen dagegen sind noch für einige Häuser die Wasserversorgung: viel organische Substanz 13,49. Wasseranalysen der Untersuchungsanstalt für Nahrungs- und Genußmittel zu Erlangen vom 26. Februar 1897:

100000 Tl. (100 Liter) Wasser enthalten Gramm	I Schloßbrunnen	II Pfarrbrunnen	III Gemeindebrunnen
Trockenrückstand . . .	42,8	12,98	174,00
ausgedrückt in Gramm	0,10	1,5	1,5
Organische Substanz			
Chlor.	0,71	9,94	13,94
Chlornatrium	1,17	16,38	22,23
Salpetersäure	1,60	2,40	2,80
Salpetrige Säure . . .	—	—	Spuren
Ammoniak	—	—	—
Phys. Beschaffenheit .	Minimaler Bodensatz		
Mikroskopische Untersuchung	Bodensatz bestehend aus Pflanzenresten, Infusorien und Sand		

Der Pfarrbrunnen und der Gemeindebrunnen sind jetzt geschlossen.

Östheim.

Bevölkerung fluktuiert sehr wenig.

Wasser enorm gipsreich wie in Diebach und viel organische Substanz. Der Pfarrer gibt an, daß ihm zwei Hunde, die von auswärts bezogen waren und keine Kröpfe hatten, am Kropf erkrankt und gestorben sind. Das Vieh, das in die Gegend kommt, soll das Wasser anfänglich nicht saufen.

In den Gestellungslisten für den Bezirk Rothenburg finden sich für das Land **10,31%**, für die Stadt **11,53%** Kropfige.

15. Bezirksamt Scheinfeld.

Bezirksarzt Dr. Raab schreibt:

daß Struma in seinem Amtsbezirk sehr selten auftritt und nur in der Stadt Iphofen (1800 Einw.) in früheren Zeiten häufiger beobachtet worden sein soll, wofür nach dem Volksglauben die Bodenbeschaffenheit (Gipsunterlage) als Ursache angenommen wurde. Doch dürfte diese Annahme der Begründung entbehren, da in dieser Beziehung sowie in dem Trinkwasserbezug eine Änderung nicht eintrat, auch die umgebenden Orte, wie Hellmitzheim, denselben Boden haben, ohne je Kropfkranke in nennenswerter Menge gehabt zu haben. Die Durchschau der Akten ergibt ein negatives Resultat.

Neuerdings teilt uns Bezirksarzt Dr. Hertel folgendes mit:

Von 400 Wiederimpflingen bot kein Kind eine nennenswerte Vergrößerung der Schilddrüse.

Außerdem habe ich die drei Schulen in Scheinfeld mit zusammen **187** Kindern, sowie die Schule in Oberlaimbach mit **12** Kindern besichtigt, konnte jedoch trotz genauer Untersuchung bei keinem eine Vergrößerung der Schilddrüse feststellen.

Schließlich besuchte ich noch die **4** Schulen in Iphofen. Dort hatten in der untern Knabenschule mit **55** anwesenden Kindern **2** eine geringere, **1** eine etwas stärkere Vergrößerung der Schilddrüse; in der obern Knabenschule mit **73** Kindern fand sich bei **4** eine geringe Vergrößerung. In der untern Mädchenschule mit **55** Kindern hatten **2**, in der obern Mädchenschule mit **64** Kindern **1** eine geringere Vergrößerung.

Bei einer Gesamtzahl der untersuchten Schulkinder in Iphofen von **247** und einem positiven Befund von **10** beträgt also hier der Prozentsatz **4,0.**

Nach den von mir in früheren Jahren in der Pfalz — Hagenbach, Neuburg a. Rh., Pfortz und Wörth — gemachten Erfahrungen läßt sich ein Rückgang der Kropferkrankungen feststellen, namentlich aber ist eine stärkere, verunstaltende oder größere Beschwerden verursachende Vergrößerung der Schilddrüse sicher seltener geworden.

Daß Iphofen auch im Volksmund als Kropfgegend galt, beweist folgender Vers[1]:

„I bin von Iphouf (Iphofen),
wua kee Buckl is, is a Kroupf."

In den Gestellungslisten für den Bezirk Scheinfeld finden sich **6,13%** Kropfige.

16. Bezirksamt Schwabach.

Kropf nicht besonders häufig.

Bei einer am 20. Mai 1912 vorgenommenen Schuluntersuchung fanden sich unter 48 Schülern im Alter von 10—13 Jahren 3 Kropfanlagen geringen Grades. (Bezirksarzt Dr. Lauer.)

In den Gestellungslisten für den Bezirk Schwabach finden sich für das Land **8,03%**, für die Stadt **10,07%** Kropfige.

17. Bezirksamt Uffenheim.

Bezirksarzt Dr. Hofmann teilt uns u. a. mit:

daß nahezu im ganzen Bezirke Uffenheim Vergrößerungen der Schilddrüse außergewöhnlich häufig und auch sehr hochgradig vorkommen. Als Ursache nehme ich das harte Trinkwasser an, das im Bezirke Uffenheim durch Muschelkalk, im Bezirke Windsheim durch Gips sickert.

Oberstabsarzt Dr. Hagen schreibt:

daß es vor Jahren (etwa 40 Jahren) bedeutend mehr Kröpfe hier gegeben hat wie jetzt. Eine Familie ist mir bekannt, in der der Kropf erblich ist. Von ‚Kropfhäusern' weiß ich nichts. Das

[1] Aus F. A. Bronner, Bayerisches Schelmenbüchlein 1911, Ausgabe A, S. 223, Verlagsanstalt Jos. G. Huber, Diessen vor München. Wer sich für volkstümliche Aussprüche und Erzählungen interessiert, dem sei dieses Büchlein warm empfohlen.

Windsheimer Wasser ist mehr oder weniger gipshaltig. Die Bodenformation ist Trias (Keuper mit eingestreuten Gipslagern).

Bezirksarzt Dr. Federschmidt in Ansbach bemerkt:

Unterfertigter war in den Jahren 1881—1899 in Windsheim praktischer Arzt und war daselbst sehr häufig in der Lage, Kropfoperationen vornehmen zu müssen wegen drohender Erstickung. In der Windsheimer Gegend finden sich große Gipslager. In alten Zeiten soll Kropf und Kretinismus, namentlich in der Stadt Windsheim, ungemein häufig gewesen sein. Es wurde zu meiner Zeit in Windsheim erzählt, daß in alten Zeiten das Vorhandensein eines Kropfes als normal betrachtet wurde, so daß, wenn ein Fremder in die Stadt kam, die Kinder demselben nachliefen, wenn ihm ein Kropf mangelte.

Die Verhältnisse besserten sich, als eine Wasserleitung erbaut wurde, welche Wasser von Illerheim hereinleitete und werden sich noch weiter bessern, wenn einmal die geplante Wasserleitung gebaut sein wird, welche weiches Wasser aus dem Schußbachwalde liefern wird.

In den Gestellungslisten für den Bezirk Uffenheim finden sich **9,91%** Kropfige.

18. Bezirksamt Weißenburg.

Kropf nur vereinzelt. (Bezirksarzt Dr. Doerfler.)

In den Gestellungslisten für den Bezirk Weißenburg finden sich für das Land **3,70%**, für die Stadt **7,10%** Kropfige.

F. Regierungsbezirk Unterfranken.

1. Bezirksamt Alzenau.

Kropf ziemlich selten. (Bezirksarzt Dr. Gernand.)

In den Gestellungslisten für den Bezirk Alzenau finden sich **0,79%** Kropfige.

2. Bezirksamt Aschaffenburg.

Bezirksarzt Dr. Löffler teilt folgendes mit:

Ich habe die Schulkinder in Goldbach (2500 Einwohner) auf Kropf untersucht und teile Ihnen das Ergebnis in einer separaten Beilage mit. Im allgemeinen möchte ich nur kurz bemerken, daß die Heredität bei den Goldbacher Fällen eine große Rolle spielt. Außerdem scheint das frühzeitige Tragen schwerer Lasten frei balancierend auf dem Kopfe die Schilddrüse mechanisch ungünstig zu beeinflussen.

Untersuchungsresultat auf Kropf in der Gemeinde Goldbach (2500 Einwohner).

Vorbereitungsklasse 72 Schüler und Schülerinnen 6—7 Jahre alt (gemischte Schule), 6 Knaben Kropfanlage, Mädchen 1 Basedow, 1 Kropf, 3 Kropfanlage.

Knaben:

I. Klasse: 63 Schüler 7—9 Jahre alt, 10 Kropfanlagen, 1 Basedow.
II. Klasse: 76 Schüler 10—11 Jahre alt, 9 Kropfanlagen.
III. Klasse: 62 Schüler 12—13 Jahre alt, 9 Kropfanlagen, 1 leichter Kropf, 1 ausgesprochener Kropf (hereditär belastet).

Mädchen:

I. Klasse: 81 Schülerinnen 7—9 Jahre alt, 10 Kropfanlagen, 2 leichte Kröpfe.
II. Klasse: 88 Schülerinnen 10—11 Jahre alt, 15 Kropfanlagen, 3 ausgesprochene Kröpfe.
III. Klasse: 65 Schülerinnen 12—13 Jahre alt, 18 Kropfanlagen, 1 ausgesprochener Kropf, 1 leichter Kropf.

Unter **507** Schulkindern haben Kropfanlage: 80 Kinder
leichte Kröpfe: 4 Kinder
ausgesprochenen Kropf: 6 Kinder
Basedow: 2 Kinder
} **17,8%**.

In den Gestellungslisten für den Bezirk Aschaffenburg finden sich für das Land **0,95%**, für die Stadt **2,65%** Kropfige.

3. Bezirksamt Brückenau.

Kropf nur vereinzelt und im allgemeinen selten. (Bezirksarzt Dr. Steininger.)

In den Gestellungslisten für den Bezirk Brückenau finden sich **6,72%** Kropfige.

4. Bezirksamt Ebern.

Kropf selten, höchstens vereinzelt in höher gelegenen Ortschaften. (Bezirksarzt Dr. Stickl und die Ärzte des Bezirkes.) Der Untermerzbacher Arzt Dr. Liebig gibt an, früher mehr Kröpfe als jetzt gesehen zu haben.

In den Gestellungslisten für den Bezirk Ebern finden sich **2,63%** Kropfige.

5. Bezirksamt Gemünden.

Bezirksarzt Dr. Mangelsdorff macht uns die Mitteilung

daß im hiesigen Bezirke der Kropf nicht besonders häufig auftritt. Wohl war in früherer Zeit die Kropfkrankheit sehr stark verbreitet in Hofstetten, doch ist ohne Veränderung der hygienischen Verhältnisse und des Wassers die Krankheit in den letzten 30 Jahren auf das normale Maß zurückgegangen. Gegenwärtig sind mir 3 Fälle bekannt bei einer Einwohnerzahl von ca. 230.

In den Gestellungslisten für den Bezirk Gmünden finden sich **4,01%** Kropfige.

In einer kürzlich von Lobenhoffer[1]) veröffentlichten statistischen Arbeit über die Verbreitung des Kropfes in Unterfranken, auf die wir auch in folgendem öfters zurückkommen werden, ist Massenbuch als sehr befallen angegeben. Unsere spezielle Anfrage beantwortete Bezirksarzt Dr. Mangelsdorff dahin, daß weder ihm noch Dr. Full, der die ganze Praxis dort hat, ein häufigeres Vorkommen von Kropf bekannt sei, er selbst kenne nur einen einzigen Fall.

6. Bezirksamt Gerolzhofen.

Bezirksarzt Dr. Aschenbrenner schreibt uns, daß ihm im Bezirk Gerolzhofen Ortschaften mit besonders viel Kropfkrankheiten nicht

[1]) Siehe Anmerkung S. 53.

bekannt sind. Er habe jedoch einmal von Dr. Thomsen in Rüdenhausen erfahren, daß in Castell früher öfter Fälle von Kretinismus auftraten.

Auf eine erneute Anfrage gibt er uns folgende Angaben über Reupelsdorf, das nach Lobenhoffers[1]) Statistik besonders kropfreich sein soll (30%): Reupelsdorf liege in weiter Ebene; er habe nie gehört, daß dort besonders viel Kropf vorkomme, jedenfalls nicht mehr, wie in jedem anderen Dorf in Unterfranken.

Damit stimmt auch die von Bezirksarzt Dr. Aschenbrenner eingesandte Auskunft des Hauptlehrers Keimel in Reupelsdorf überein, welche folgendermaßen lautet:

„In hiesiger Gemeinde, die 324 Einw. zählt, sind — soweit ich ermitteln konnte — 8 Personen mit sog. dicken Hälsen, darunter 2 Schulkinder. Bei einer Schülerin ist die Schilddrüsenvergrößerung ziemlich stark, während sie im anderen Fall gering ist."

In den Gestellungslisten für den Bezirk Gerolzhofen finden sich 5,15% Kropfige.

7. Bezirksamt Hammelburg.

Kropfkrankheit im Bezirk Hammelburg unbekannt. (Bezirksarzt Dr. Maar.)

In den Gestellungslisten für den Bezirk Hammelburg finden sich 6,55% Kropfige.

8. Bezirksamt Haßfurt.

Nach Bezirksarzt Dr. Hohenberger kommt im Bezirk Haßfurt Kropf in einer Gemeinde auffallend häufig vor: Zell und Ebersberg. Beziehungen zu den Wasserverhältnissen (Pumpbrunnen) sind nicht nachweisbar.

In der Lobenhofferschen Statistik weist die Gemeinde Zell den schwächsten Grad des Befallenseins (10%) auf.

In den Gestellungslisten für den Bezirk Haßfurt finden sich 2,69% Kropfige.

9. Bezirksamt Hofheim.

Bezirksarzt Dr. Kundmüller hat sehr genaue Erhebungen über die Verbreitung bei Erwachsenen und bei Schulkindern angestellt. Es war das um so notwendiger, als bei Lobenhoffer der Ort Goßmannsdorf mit der Höchstzahl seiner Skala (30%), Ostheim mit 20%, Unfinden mit der mittleren Zahl (15%), einige andere, Hofheim, Friesenhausen mit der niedersten Zahl (10%) eingezeichnet sind.

Die folgenden Erhebungen des Bezirksarztes Dr. Kundmüller geben keine besondere Häufigkeit für diese Orte, besonders nicht für Goßmannsdorf.

Bezirksarzt Dr. Kundmüller schreibt:

Ich habe in mehreren Gemeinden des Amtsbezirkes Hofheim die Schulkinder auf das Vorhandensein von Schilddrüsenvergrößerung

[1]) Lobenhoffer, Verbreitung des Kropfes in Unterfranken. Mitteil. a. d. Grenzgeb. d. Med. u. Chir. **24**, 475 [1912].

untersucht und über Kropfbildung bei Erwachsenen Erkundigungen eingezogen. Es wurden in folgenden Gemeinden Erhebungen gepflogen: Aidhausen, Altenmünster, Friesenhausen, Goßmannsdorf, Hofheim, Lendershausen, Ostheim, Rügheim, Sulzbach, Üschersdorf und Unfinden. In den Gemeinden Aidhausen, Altmünster, Friesenhausen, Sulzbach und Unfinden sind Fälle von Kropf bei Erwachsenen nicht bekannt. Fälle von Kropf bei Erwachsenen wurden festgestellt in:

Hofheim mit 985 Einw.	2 = 0,20%
Rügheim mit 645 Einw.	2 = 0,31%
Üschersdorf mit 194 Einw.	1 = 0,52%
Goßmannsdorf mit 647 Einw.	4 = 0,62%
Lendershausen mit 352 Einw.	6 = 1,70%
Ostheim mit 369 Einw.	8 = 2,13%

In letztgenanntem Orte mehrere in einer Familie.

In den Schulen von Sulzbach mit 27 Schülern, in der protestantischen Schule in Aidhausen mit 37, in der katholischen Schule in Altenmünster mit 14 und in der 2. Schule in Goßmannsdorf mit 45 Schülern hatte kein Kind Kropfanlage.

In der kath. Schule in Aidhausen	hatten von	70	Schülern	5
,, ,, ,, ,, ,, Friesenhausen	,,	36	,,	2
,, ,, prot. Schule ,, ,,	,,	27	,,	1
,, ,, 1. Schule in Goßmannsdorf	,,	63	,,	4
,, ,, 1. ,, ,, Hofheim	,,	60	,,	2
,, ,, 2. ,, ,, ,,	,,	57	,,	2
,, ,, Schule in Lendershausen	,,	37	,,	4
,, ,, ,, ,, Ostheim	,,	60	,,	3
,, ,, 1. Schule in Rügheim	,,	52	,,	2
,, ,, 2. ,, ,, ,,	,,	32	,,	1
,, ,, Schule in Unfinden	,,	47	,,	1

eine mäßige Schilddrüsenvergrößerung aufzuweisen; zumeist Mädchen im Alter von 12 und 13 Jahren.

In den Gestellungslisten für den Bezirk Hofheim finden sich 4,95% Kropfige.

10. Bezirksamt Karlstadt.

Kropf selten. (Bezirksarzt Dr. Trzetziack.)

In den Gestellungslisten für den Bezirk Karlstadt finden sich 2,77% Kropfige.

11. Bezirksamt Kissingen.

Während im allgemeinen in Kissingen selbst und dem Landbezirk relativ wenig Kropf vorkommt (Medizinalrat Dr. Vanselow), findet sich in den Orten Hohn und Strahlsbach gehäuftes Auftreten.

Wir stellten in dieser Gegend persönlich Erhebungen an, welche damit übereinstimmen.

Hohn: Kein Kirchdorf; deshalb viel Verwandtenheiraten. Die

meisten Familien heißen „Schmidt“. Überhaupt wenig Fluktuation. Keine ausgesprochene kretine Degeneration. Aber doch bei den Kindern in der Schule beschränkte Intelligenz. Von 25 Schülern der oberen Schuljahre 16 mit Kropf. Viele Kröpfe bei Erwachsenen, ausgesprochen familiär (Stammbäume s. hinten).

Wasser: Der Gemeindebrunnen ist offen (Schöpfbrunnen) und läuft von selbst über: wenn reichlich geschöpft wird, geringer Überlauf. Aus dem Brunnen wird mit allerhand Gefäßen geschöpft.

In dem 5 km entfernten Strahlsbach sollen nach Angabe des Lehrers und des Arztes (Hofrat Dr. Werner in Aschach) gleichfalls ähnlich viel Kröpfe sein und auch sonst ähnliche Verhältnisse bestehen.

Medizinalrat Dr. Vanselow schreibt:

Unter den 201 Seelen in dem 11,6 km von Kissingen gelegenen Hohn befinden sich nach einer kürzlich vorgenommenen Zählung 52 mit einem Kropf behaftete und unter den 25 Schülern der vier oberen Schuljahrgänge leiden allein 16 an diesem Übel, was bei vielen auch von ungünstigem Einfluß auf die geistige Entwicklung sein soll.

Die ältesten Leute in Hohn erklären, daß es dort allezeit viel Kropfbehaftete gegeben habe. Man ist der Ansicht, daß es familiär oder erblich sei. Von 36 Familien sind nur 7 Familien ohne Kropf. Als kropfbehaftete Eltern der kropfbehafteten Kinder kommen in Betracht: Väter 10, Mütter 8, Großväter 9, Großmütter 6. Auch soll das schwere und namentlich frühzeitige Tragen von Lasten (Futterkörbe, Laubkörbe, Wasserbutten) Veranlassung sein. Dagegen spricht jedoch, daß auch im 1. Schuljahr 3 kropfbehaftete Kinder sich finden, welche noch nicht schwer getragen haben.

Hohn liegt an der untersten Terasse eines ziemlich steilen Geländes. Der Fuß dieses Geländes, die tiefste Stelle bildet die Saale, die die vielen Wiesen des ziemlich breiten Tales meines Wissens jährlich, vielleicht auch mehrmals des Jahres überschwemmt.

Die Bevölkerung nährt sich von Ökonomie und Gewerbe.

In den Gestellungslisten für den Bezirk Kissingen finden sich für das Land 5,60%, für die Stadt 9,16% Kropfige.

12. Bezirksamt Kitzingen.

Bezirksarzt Dr. Marzell gibt eine besonders interessante Auskunft. Er berichtet,

daß Ortschaften, in welchen Kropfkrankheit besonders häufig auftritt, im hiesigen Amtsbezirke nicht mehr vorhanden sind.

In früheren Jahren kam Kropf häufig vor in den Gemeinden Bullenheim und Hüttenheim, wofür schon der Spottvers Zeugnis ablegt:

‚Bullenheim, Hüttenheim und Iphof' (Iphofen)
Hat's kein Buckel, hat's en Kropf.'

Meine Erhebungen, speziell in Hüttenheim, ergaben, daß dortselbst in vier Familien (Beier, Hahnemann, Fehler und Kiesel) Kropf, Taubstummheit oder Geisteskrankheit gehäuft vorkam. Die Familien sind seit etwa 20 Jahren ausgestorben. Ebenso sind zwei Brüder Müller und ein Müllermeister Neubert, welche an Kropf litten, seit längerer Zeit gestorben.

Die Befallenen wohnten an verschiedenen Stellen der Gemeinde. Seit deren Ableben kann von einem besonderen Auftreten des Kropfes nicht mehr gesprochen werden.

Eine Änderung in der Wasserversorgung hat nicht stattgefunden.

In den Gestellungslisten für den Bezirk Kitzingen finden sich für das Land **3,58%**, für die Stadt **3,88%** Kropfige.

13. Bezirksamt Königshofen.

Kropf nicht besonders häufig. Dagegen scheint in Alsleben der Kropf gehäuft vorzukommen. (Bezirksarzt Dr. Braun.)

Nach einer im Mai 1912 in der Schule in Alsleben vorgenommenen Untersuchung zeigten unter 105 Schülern 55 mehr oder weniger leichte Kropfbildung (= 52,4%). In 45 Fällen hatten Vater oder Mutter ebenfalls Kröpfe.

In den Gestellungslisten für den Bezirk Königshofen finden sich **8,91%** Kropfige.

14. Bezirksamt Lohr.

Bezirksarzt Dr. Preisendörfer berichtet:

Es existiert im Bezirke Lohr a. Main nur eine Ortschaft, wo der Kropf häufiger auftritt. Es ist dies Pflochsbach (Station Rodenbach an der Linie Lohr—Wertheim).

Pflochsbach hat seit etwa 15 Jahren eine Wasserleitung und soll seit jener Zeit die Häufigkeit des Kropfes abgenommen haben. Genauere Zählungen liegen nicht vor.

Die Quelle, aus der früher der Wasserbedarf entnommen wurde, liegt am Dorfe, und zwar an der Straße gegen Lohr zu.

Der Ort hat etwas über 300 Einwohner.

In den Gestellungslisten für den Bezirk Lohr finden sich **3,43%** Kropfige.

15. Bezirksamt Marktheidenfeld.

Bezirksarzt Dr. Hoerger sendet folgende Liste über das Befallensein des Bezirkes, die er nach Auskünften zusammenstellte und in der offenbar nur die großen Kröpfe berücksichtigt sind. Von Wiebelbach, das in der Lobenhofferschen Statistik mit 25% eingezeichnet ist, haben wir noch eine spezielle Auskunft vom dortigen Hauptlehrer durch Vermittlung des Bezirksarztes. In ihr wird das Vorhandensein von Kröpfen in Wiebelbach nochmals in Abrede gestellt.

Amtsbezirk Marktheidenfeld.

Nr.	Ortsname	Einwohnerzahl	Kropfzahl	Trinkwasser
1	Altfeld	413	2	
2	Ansbach	397	—	
3	Billingshausen	376	1	
4	Birkenfeld	1209	—	
5	Bischbrunn	748	3	
6	Böttigheim	711	6	
7	Breitenbrunn	382	5	
8	Dorfprozelten	1141	1	
9	Erlenbach	889	30	Trinkwasser beschuldigt.
10	Esselbach	731	—	
11	Faulbach	1122	20	
12	Fechenbach	884	1	
13	Glasofen	286	—	
14	Hafenlohr	652	3	
15	Hasloch	596	10	
16	Hasselberg	158	—	
17	Helmstadt	1143	14	
18	Holzkirchen	410	—	
19	Holzkirchhausen	351	2	
20	Homburg	754	2	
21	Karbach	1204	—	
22	Kredenbach	183	3	
23	Kreuzwertheim	1030	2	
24	Lengfurt	951	3	
25	Marienbrunn	224	—	
26	Marktheidenfeld	1985	15	
27	Michelrieth	297	1	
28	Neubrunn	1314	7	
29	Neuenbuch	297	11	Trinkwasser beschuldigt.
30	Oberaltenbuch	291	5	
31	Oberndorf	636	5	
32	Oberwittbach	148	—	
33	Reistenhausen	861	34	
34	Remlingen	1259	1	
35	Rettersheim	307	—	
36	Roden	447	4	
37	Röttbach	265	—	
38	Schollbrunn	627	2	
39	Stadtprozelten	845	7	
40	Steinmark	335	—	
41	Tiefental	439	—	
42	Trennfeld	722	5	
43	Urspringen	990	2	
44	Unteraltenbuch	424	2	
45	Unterwittbach	166	1	
46	Üttingen	720	4	
47	Wiebelbach	147	—	
48	Windheim	386	—	
49	Wüstenzell	298	—	
50	Wimmern	253	5	

Nach den Erfahrungen des jetzigen Bezirksarztes in Schweinfurt, Dr. Kuhn, waren in Trennfeld, Langfurt, Marktheidenfeld, Hafenlohr viele Kröpfe.

In den Gestellungslisten für den Bezirk Marktheidenfeld finden sich **4,12%** Kropfige.

16. Bezirksamt Mellrichstadt.

Kropfkrankheit in keinem Ort auffallend häufig, nur bei jungen Mädchen zahlreichere leichte Schilddrüsenschwellungen, die auf Jod rasch zurückgehen. (Bezirksarzt Dr. Hofmann.)

In den Gestellungslisten für den Bezirk Mellrichstadt finden sich **7,07%** Kropfige.

17. Bezirksamt Miltenberg.

Kropferkrankungen nirgends in auffallender und gehäufter Weise.

Die Wasserverhältnisse sind fast durchweg günstige. Das Wasser entstammt den Buntsandsteinformationen des Odenwaldes, ist überall reichlich und in vorzüglicher Beschaffenheit vorhanden, in 14 von 29 Ortschaften (darunter auch in den hochgelegenen) bestehen bereits zentrale Hochdruck-Quellwasserleitungen. (Bezirksarzt Dr. Baumgart.)

In den Gestellungslisten für den Bezirk Miltenberg finden sich **3,13%** Kropfige.

18. Bezirksamt Neustadt a. S.

Kropf nur ganz selten. (Bezirksarzt Dr. J. E. Blümm.) Auf nochmalige Anfrage wird auf das bestimmteste vom Bezirksarzt Dr. Blümm angegeben, daß in den 3 Dörfern Ginolfs, Unterweisenbrunn und Waldberg, die nach der Lobenhofferschen Statistik stark befallen sein sollen, sich wenig Kropfkranke befinden, vor allem auch in den Schulen.

In den Gestellungslisten für den Bezirk Neustadt a. S. finden sich **6,99%** Kropfige.

19. Bezirksamt Obernburg.

Medizinalrat Dr. H. Blümm verdanken wir eine sehr genaue Auskunft über die Gemeinden Leidersbach, Roßbach, Völkerbrunn, Ebersbach, Soden und Dornau, welche sämtlich nach Lobenhoffer 10—15% Kropfige aufweisen sollen. Nach den genauen Durchuntersuchungen des Medizinalrats Dr. Blümm ist die Zahl der Kropfigen dort ganz gering.

Es wurde gefunden: In Leidersbach (790 Seelen) in der II. Volksschule, 6—8 Jahre, 2 Kinder, in der I. Volksschule 6 Kinder mit leichter Kropfbildung. Unter den Erwachsenen 2 größere Kröpfe.

In Roßbach (633 Seelen) wurde unter den Schulkindern 1 Vergrößerung der Thyreoidea entdeckt. Unter den Erwachsenen sind 2 Kröpfe bekannt.

In Ebersbach (275 Seelen) war unter den Schulkindern keine

Kropfbildung aufzufinden. Von den Erwachsenen ist ein männlicher Idiot mit Kropf behaftet. Wasserleitung seit 17 Jahren.

In Soden (445 Seelen), (Solbad Jod-Brom), wurde unter den Schulkindern kein Kropf festgestellt. Unter den Erwachsenen sind 2 Kropfbildungen — 1 männliche, 1 weibliche Person — nicht blutsverwandt, bekannt.

In Dornau (143 Seelen) ist bei 1 Mädchen, das sehr stark und kräftig entwickelt ist — 12 Jahre alt — und in der Landwirtschaft schon verschiedentlich mitarbeiten mußte, eine leichte Vergrößerung nachzuweisen gewesen. Eine Erwachsene mit leicht idiotischer Anlage ist aus dem Orte verzogen.

In Völkerbrunn (Gebirgsort mit 319 Seelen) ist eine Kropfbildung bei den Schülern nicht festgestellt und auch bei den Erwachsenen nicht bekannt.

Die festgestellten Kropfbildungen in den Schulen variieren zwischen Taubeneigröße und jener einer starken Haselnuß.

In der Gemeinde Schippach, für welche Lobenhoffer das hohe Befallensein von 25% angibt, ist nach der eigens eingeholten Erkundigung des Herrn Medizinalrats Dr. Blümm zurzeit weder in der Werktags- noch Sonntagsschule, noch auch bei der ihm größtenteils bekannten erwachsenen Bevölkerung eine Kropfbildung bekannt oder nachgewiesen.

In den Gestellungslisten für den Bezirk Obernburg finden sich 2,81% Kropfige.

20. Bezirksamt Ochsenfurt.

Nach Befragung der Ärzte des Bezirkes Ochsenfurt teilt Bezirksarzt Dr. Brugger mit, daß in diesem Bezirk Kropferkrankungen nicht häufig sind, besonders größere Kröpfe sind selten. Das Auftreten von Kröpfen in einzelnen Ortschaften oder in bestimmten Häusern ist nicht beobachtet worden.

Die Gestellungslisten für den Bezirk Ochsenfurt geben 3,51% Kropfige.

21. Bezirksamt Schweinfurt.

Kropf weder im Stadt- noch im Landbezirk häufig. (Bezirksarzt Dr. Kihn.)

In den Gestellungslisten für den Bezirk Schweinfurt finden sich 3,14% für das Land, 3,81% für die Stadt.

22. Bezirksamt Würzburg-Land.

In keiner der Ortschaften des Kgl. Bezirksamtes Würzburg tritt die Kropfkrankheit besonders häufig auf.

Früher soll in Erlabrunn, einer mainabwärts gegen Norden gelegenen Gemeinde von 662 Seelen, die große Anlage zu Satthälsen und Kretinismus auffallend gewesen sein; die letzte diesbezügliche Bemerkung, die ich finde, stammt aus dem Jahre 1888. Ich selbst habe nie Beobachtungen darüber gemacht; die Leute dortiger

Gegend, welche ich wiederholt darüber befrug, wollten alle nichts davon wissen: Das sei früher gewesen. (Auskunft des Kgl. Bezirksarzts Medizinalrat Dr. Blanalt.)

Eine Untersuchung, welche im Mai 1912 Medizinalrat Dr. Blanalt auf unsere spezielle Bitte in den von Lobenhoffer mit 25% Kropfvorkommen verzeichneten Orten seines Bezirkes anstellte, ergab folgendes Resultat:

Mit Kropf behaftet sind in:

Unterdürrbach: 1 Familie (Vater, Sohn und Tochter, Mutter gest.), 2 Männer und 2 Frauen	Einwohner 843
Zell a. M.: 3 Männer, 8 Frauen, 1 Schulmädchen . . . . . . Die Gemeinde heißt Zell a. M. — Unterzell hieß ein Kloster, Oberzell heißt ein zur Stadt Würzburg gehöriges Kloster, Mittelzell hieß das Dorf.	„ 1674
Erlabrunn: 2 Männer, 3 Frauen . . . . Altertheim gibt es nicht, sondern	„ 686
Oberaltertheim: 3 Männer, 2 Frauen	„ 795
Unteraltertheim: 1 Frau	„ 627
Oberleinach: 3 Frauen	„ 689
Waldbrunn: 5 Frauen, darunter 2 operierte	„ 591
Greußenheim: 2 Frauen und 1 Schulmädchen (letzteres gelegentlich der Impfung festgestellt, den 20. Mai 1912)	„ 873

In den Gestellungslisten für Würzburg-Land finden sich 3,61% Kropfige.

23. Bezirksamt Würzburg-Stadt.

Im Stadtgebiet Würzburg ist bis jetzt über häufiges Auftreten des Kropfes nichts bekannt geworden. (Bezirksarzt Dr. Heilmaier.)

In den Gestellungslisten für Würzburg-Stadt finden sich 3,66% Kropfige.

G. Regierungsbezirk Schwaben und Neuburg.

1. Bezirksamt Augsburg-Stadt.

Medizinalrat Dr. Böhm teilt mit, daß Kropf ziemlich häufig vorkommt. Die Stadt Augsburg besitzt eine Trinkwasserleitung.

In den Gestellungslisten für Augsburg-Stadt finden sich 8,77% Kropfige.

2. Bezirksamt Augsburg-Land.

Bezirksarzt Dr. Neidhardt veranlaßte die Ärzte seines Bezirkes, Auskunft zu erteilen: Dr. Beyer in Hirblingen berichtet, daß in den Ortschaften Gersthofen, Stettenhofen und Langweid Kropf häufig ist.

Dr. Sand in Kriegshaber schreibt, daß leichtere Kropfformen dort außerordentlich häufig seien, anscheinend überhaupt in der Fabrikbevölkerung. Das Wasser ist hier durchweg stark kalkhaltig.

Auch in Oberhausen finden sich nach Angaben von Dr. Spiegel häufig Kröpfe.

In den Gestellungslisten für Augsburg-Land finden sich **7,05%** Kropfige.

3. Bezirksamt Dillingen.

Kropf sehr selten. (Bezirksarzt Dr. Sell.)

In den Gestellungslisten für den Bezirk Dillingen finden sich für das Land **5,03%**, für die Stadt **12,74%** Kropfige.

4. Bezirksamt Donauwörth.

Die Gegend des Lechtales in den Bezirken Donauwörth und und Wertingen hat sich als besonders interessant erwiesen.

Dr. Fuchsberger in Nordendorf war uns in hervorragender Weise zunächst brieflich, dann bei unserem Besuche in jener Gegend persönlich als Führer behilflich. Da er selbst ein ausgezeichneter Kenner der Kropferkrankung in jener Gegend ist, so waren uns seine Angaben besonders wertvoll.

Wir lassen zunächst einige seiner Auskünfte folgen:

Nach meiner Beobachtung, die ich nebenzu gemacht habe, kommt in den Ortschaften, die im Lechtale liegen, der Kropf sehr häufig vor, während in den Ortschaften auf den umliegenden Höhen resp. in den Seitentälern die Kropfbildung viel seltener ist. Von meinem Praxisbezirk ist es hauptsächlich Ellgau (die Bewohner haben den Spitznamen ‚Ellgauer Kröpf‘) im Bezirksamte Donauwörth, Ostendorf, Westendorf, Waltershofen und Meitingen (letztere im Bezirksamte Wertingen). Ich bin aber überzeugt, daß die Ortschaften weiter aufwärts im Lechtale (Herbertshofen, Langweid, Gersthofen, Lechhausen, auch Augsburg) stärker unter dem Vorkommen der Kropfkrankheit leiden, soweit sie das gleiche Brunnenwasser (Grundwasser, das durch lockere Kiesschichten mit dem Lechwasser kommuniziert) konsumieren. Bei Leuten, die von dort zu mir kamen, habe ich des öfteren Kropf konstatiert. So auch wieder bei zwei Mädchen der Schule Nordendorf, die erst von Augsburg hergezogen sind.

Was die Häufigkeit der Krankheit anbelangt, schätze ich, daß ein Viertel der Bewohner an Veränderungen (krankhafter Art) der Schilddrüse leidet. Ca. 20 Fälle mit charakteristischen, kretinischen Veränderungen (Zwergwachstum, Myxödem, Schwachsinn) sind mir in der Umgegend bekannt. Ich habe, erst nachdem ich das Vorhergehende geschrieben hatte, nun kursorisch die Schulen in Ellgau, Nordendorf und Westendorf untersucht und habe nun ein Resultat erhalten, das meine Erwartungen übertraf, d. h. das Vorkommen der Schilddrüsenvergrößerungen und Veränderungen noch viel häufiger erscheinen läßt, als ich es annahm. Wie weit die Beobachtungen an der Jugend auf die übrigen Lebensalter zu übertragen sind, möchte ich vorerst nicht entscheiden. Es ist auch nicht so einfach, weil die erwachsene Bevölkerung stärker fluktuiert (Einheiraten von auswärts, Einkauf, Einwanderung von Dienstboten usw.). Immerhin ist aber interessant, daß in Ellgau, Ostendorf und Waltershofen vom 5. Schuljahr ab, d. i. etwa vom 10. Lebensjahre an, kaum ein Kind mehr zu finden ist, das eine unveränderte Schilddrüse hat (s. Tabelle S. 63).

Unsere persönlichen Feststellungen an Ort und Stelle ergaben folgende weitere Einzelheiten:

Die Orte Nordendorf, Ellgau, Westendorf, Ostendorf, Meitingen, Waltershofen sind alle im Lechtal über alten Betten des Lechs gelegen, der sich in dem Tal in zahlreichen kleineren Armen verteilte und häufig Überschwemmungen macht.

Relativ zahlreiche Kretine. Keine Kretinfamilien.

Kretine mit Kröpfen und schilddrüsenlose; regelmäßig haben andere Angehörige der Familie Kröpfe.

Kropf zumeist familiär; häufig mehrere Geschwister größere Kröpfe.

Nordendorf (Lech).

Schuluntersuchung (11. März 1912).

		normal	wenig	stark	sehr stark
92 Kinder.	Knaben				
	von 9—13 Jahren	9	4	5	3
	von 6—8 Jahren	13	7	8	3
	Mädchen				
	von 9—13 Jahren	4	4	10	4
	von 6—8 Jahren	6	4	7	1
		32	19	30	11
		34,8%	20,7%	32,6%	12%
			65,2 % (wenig + stark + sehr stark)		

Auffallend ist, daß die Kinder aus dem Oberdorf viel mehr Kröpfe haben als im Unterdorf, ähnlich soll es auch mit den Erwachsenen sein. (Dr. Fuchsberger.)

Die Brunnen des Oberdorfes gehen in das Grundwasser des alten Lechbettes, die Unterdorfbrunnen werden von Moorwasser gespeist, das zum Unterschied vom anderen eisenhaltig ist.

Wasserversorgung durchweg durch Brunnen.

Bauern im allgemeinen gut situiert. Stark fluktuierende Bevölkerung. Kinder relativ klein, minder entwickelt, häufig anämisches Aussehen und öfter Pulsbeschleunigung.

Zwei kropfige Hunde. Der eine kommt aus dem kropffreien Herbertshofen und hat seinen Kropf in Nordendorf akquiriert.

Schuluntersuchungen von Dr. Fuchsberger (18. Dez. 1910). S. S. 62.

Schul-jahr	Gemeinde Westendorf						Gemeinde Ostendorf						Ortschaft Waltershofen						Gemeinde Kühlenthal					
	Anzahl d. Schüler		Kropfbildung				Anzahl d. Schüler		Kropfbildung				Anzahl d. Schüler		Kropfbildung				Anzahl d. Schüler		Kropfbildung			
			männlich		weiblich				männlich		weiblich				männlich		weiblich				männlich		weiblich	
	m.	w.	stark	schw.	stark	schw.	m.	w.	stark	schw.	stark	schw.	m.	w.	stark	schw.	stark	schw.	m.	w.	stark	schw.	stark	schw.
I.	5	6	—	3	—	1	2	2	1	—	1	1	2	2	2	—	—	2	4	1	—	—	—	—
II.	7	7	1	1	1	3	3	1	1	—	1	—	1	—	—	1	—	—	3	2	—	—	—	—
III.	9	5	3	2	1	2	3	6	—	3	4	—	—	1	—	—	—	—	4	3	1	1	1	—
IV.	7	5	2	1	2	—	2	2	1	1	1	1	2	—	1	—	—	—	1	1	—	—	—	—
V.	4	5	—	2	1	—	3	3	1	1	—	3	—	—	—	—	—	—	2	1	—	1	—	—
VI.	7	3	—	1	1	1	4	1	2	1	—	1	2	—	—	2	—	—	3	4	—	—	—	2
VII.	1	3	—	—	—	2	1	4	1	—	1	2	—	2	—	—	2	—	1	2	—	1	—	—
	40	34	6	10	6	9	18	19	7	6	8	8	7	5	3	3	2	2	18	14	1	3	1	2
	74		16		15		37		13		16		12		6		4		32		4		3	
			31 = **41,89** %						29 = **78,37** %						10 = **83,33** %						7 = **21,87** %			

Schul-jahr	Schule in Nordendorf						Schule in Ellgau					
	m.	w.	m. stark	m. schw.	w. stark	w. schw.	m.	w.	m. stark	m. schw.	w. stark	w. schw.
I.	10	7	1	2	—	3	5	7	1	1	3	2
II.	6	8	1	1	—	2	7	6	3	2	2	2
III.	7	3	1	3	—	2	3	5	1	—	2	3
IV.	7	5	1	3	—	4	4	2	2	—	2	1
V.	8	4	1	3	1	2	7	4	4	2	3	2
VI.	2	8	—	1	2	2	3	4	2	2	1	2
VII.	1	3	1	—	1	1	3	1	1	2	—	1
	41	38	6	13	4	16	32	29	14	9	13	13
	79		19		20		61		23		26	
			39 = **49,36** %						49 = **80,32** %			

Deutliche, stärker hervortretende Geschwulstbildungen, die insbesondere auch knollige Verdickungen aufweisen, habe ich als starke Kropfbildung bezeichnet, kleinere weiche Verdickungen als schwache.

In bezug auf das Prozentverhältnis korrespondieren einerseits Ellgau, Ostendorf, Waltershofen und andererseits Nordendorf, Westendorf. — Außerhalb steht Kühlenthal.

Nun liegen die 3 erstgenannten Ortschaften in direkter Nord-Südlinie am Lech, die zwei folgenden in Nord-Südlinie an der Schmutter ca. 2—3 km westlich vom Lech entfernt, aber noch im Überschwemmungsgebiet des Leches; die Ortschaft Kühlenthal ca. 1 km westlich von Westendorf, teilweise schon auf der Berghöhe.

Gesamtanzahl der Schüler		Kropfbildung männlich		Kropfbildung weiblich	
männlich	weiblich	stark	schwach	stark	schwach
156	139	37	44	34	50
		81		84	

zusammen 295 Schulkinder, davon 165 mit Kropf, d. i. **55,93** %
ohne Kühlenthal 263 „ „ 158 „ „ „ „ **60,07** %

Ellgau (Lech).

Schuluntersuchung (11. März 1912).

		normal	wenig	stark	sehr stark
71 Kinder.	Knaben von 9—13 Jahren	4	4	7	2
	von 6—8 Jahren	5	7	1	1
	Mädchen von 9—13 Jahren	6	9	6	3
	von 6—8 Jahren	6	6	4	
		21	26	18	6
		29,6%	36,6%	25,3%	8,4%
			70,4% (wenig bis sehr stark)		

Soziale Lage wie in Nordendorf, ebenso Entwicklung der Kinder. Neben dem Schulhause befindet sich in Ellgau ein bis ins Grundwasser getriebener eiserner Röhrenbrunnen, der das Wasser zu den weiter unten zu beschreibenden Versuchen lieferte.

In den Gestellungslisten für den Bezirk Donauwörth finden sich für das Land **3,74%**, für die Stadt **10,29%** Kropfige.

5. Bezirksamt Füssen.

Im ganzen Bezirke ist der Kropf verbreitet und die Vererbung in einzelnen Familien ist bekannt. In keiner Ortschaft des Bezirkes wurde ein besonderes Überwiegen festgestellt. (Bezirksarzt Dr. Hofmann.)

In den Gestellungslisten für den Bezirk Füssen finden sich **14,18%** Kropfige.

6. Bezirksamt Günzburg.

Keine Ortschaften, in denen der Kropf besonders häufig auftritt. (Bezirksarzt Dr. Nothhaas.)

In den Gestellungslisten für den Bezirk Günzburg finden sich für das Land **7,29%**, für die Stadt **5,11%** Kropfige.

7. Bezirksamt Illertissen.

Kropf nur ganz vereinzelt. (Bezirksarzt Dr. Borcher.)

In den Gestellungslisten für den Bezirk Illertissen finden sich **7,38%** Kropfige.

8. Bezirksamt Kaufbeuren.

In Lindenberg (Distrikt Buchloe, ca. 400 Einwohner) von 42 untersuchten Schulmädchen 9, von 29 Knaben 4 mit mäßig großen Kröpfen behaftet, abgesehen von sonstigen geringeren Anschwellungen der Schilddrüse. Das Dorf hat keine Wasserleitung, sondern Pumpbrunnen.

Bezirksarzt Dr. Lüst hat ferner die Schulkinder in dem dritten Teil der Gemeinden seines Bezirkes untersucht — 1150 — und Kröpfe fast in allen Schulen ziemlich häufig beobachtet, und zwar nicht bloß sog. Schulkröpfe mit Kreislaufsstörungen als Ursache (diese sind in der folgenden Tabelle gar nicht berücksichtigt), sondern auf anderen Ursachen (Erblichkeit usw.) beruhende:

Nr.	Schulen	Untersuchte		Kropfzahl der		In Prozent
		Knaben	Mädchen	Knaben	Mädchen	
1	Lengenfeld	20	26	0	2	
2	Ingenried	25	26	1	1	
3	Buchloe (4 Klassen) .	140	134	5	9	5,1
4	Ketterschwang. . . .	26	23	4	3	14,3
5	Kleinkitzighofen . . .	20	22	1	6	16,7
6	Blonhofen	34	36	1	7	11,4
7	Irsee	40	59	1	3	
8	Lindenberg	29	42	4	9	18,3
9	Obergermaringen . .	43	45	2	3	
10	Leeder	29	29	1	1	
11	Schlingen	36	38	0	3	
12	Unterdiessen	37	49	2	5	8,1
13	Frankenried	27	29	0	4	7,1
14	Waalhaupten	24	22	6	8	29,1
15	Beckstetten	20	26	0	0	
		550	606	28	64	
				= 92 = ca. 8%		

Auch unter den Erwachsenen sieht man in hiesiger Gegend nicht selten Kröpfe.

Dr. Lüst gibt ferner an, daß der Kropf in den höheren Schulklassen häufiger sei als in den unteren und daß ferner unter den Kindern 11 schwachsinnige = 0,9% sich befanden (s. auch Münch. med. Wochenschr. 1910 Lüsts schulärztlicher Bericht über den Bezirk Kaufbeuren).

In den Gestellungslisten für den Bezirk Kaufbeuren finden sich im Landbezirk **6,64%**, in der Stadt **9,73%** Kropfige.

9. Bezirksamt Kempten.

Nach der Auskunft des Herrn Bezirksarztes Dr. Weikard sind im Bezirksamt Kempten viele Menschen mit Kropf behaftet und einige dabei mit stupidem Gesichtsausdruck. Ausgesprochene Fälle von Kretinismus hat er noch nicht beobachtet. Er schreibt weiter:

Als Schularzt konnte ich bis jetzt nur die Orte Kreuzthal, Frauenzell, Muthmannshofen und Bodelsberg besuchen und die Kinder des I. Kurses untersuchen. Ein großer Prozentsatz der untersuchten Kinder zeigte namentlich in ersterem Orte trotz ihres jugendlichen Alters schon Satthals bis zu ausgesprochener Kropfbildung und waren fast regelmäßig auch die Mütter (ich lasse die Eltern zu den Schuluntersuchungen einladen) solcher Kinder mit Kropf behaftet. Das hereditäre Moment läßt sich nach meiner Erfahrung bei der Frage der Entstehung des

Kropfes nicht ausschließen. Daß auch das viele Bergsteigen, namentlich wenn es mit schwerem Tragen verbunden ist, die Hypertrophie der Schilddrüse begünstigt, erscheint mir nicht zweifelhaft.

Nicht unerwähnt möchte ich lassen, daß bei den in den genannten vier Schulen mit Kropf behaftet gefundenen Kindern meistens eine erregte Herztätigkeit mit, wenn auch geringer, Hypertrophie des linken Ventrikels nachweisbar war.

In den Gestellungslisten für den Bezirk Kempten finden sich im Landbezirk **14,35%**, im Stadtbezirk **12,28%** Kropfige.

10. Bezirksamt Krumbach.

Bezirksarzt Dr. Vogler gibt an,

daß bei der vorjährigen und heurigen schulärztlichen Untersuchung der Schulkinder des 1., 3. und 7. Schuljahres verhältnismäßig viele Kinder (namentlich des 7. Schuljahres) im Orte Waltenhausen und Weiler mit Kröpfen behaftet gefunden wurden, und dürfte dieses Vorkommen vermutlich mit den Wasserverhältnissen in Beziehung stehen.

In den Gestellungslisten für den Bezirk Krumbach finden sich **4,92%** Kropfige.

11. Bezirksamt Lindau.

Medizinalrat Dr. Graßel teilt uns folgendes mit:

Der Kropf ist im Bezirksamte und in der Stadt leider nicht selten, namentlich scheint mir um Simmernberg herum die Kropfbildung häufig zu sein. Mir sind einige Kropffamilien mit Idiotismus im Distrikte Weiler bekannt. Über die Ursache der Kropfbildung vermag ich nichts Bestimmtes mitzuteilen; aber es macht auf mich den Eindruck, als ob außer der bekannten Wassertheorie auch die Vererbung eine gewisse Rolle spielen würde.

Schuluntersuchungen des Medizinalrates Dr. Graßel ergaben ungefähr 30% Kropfige.

In den Gestellungslisten für den Bezirk Lindau finden sich im Landbezirk **15,61%**, im Stadtbezirk **9,63%** Kropfige.

12. Bezirksamt Markt Oberdorf.

Herr Bezirksarzt Dr. Seelos teilt eine Liste von Schuluntersuchungen mit und einige bemerkenswerte Beobachtungen:

Schulen	1909		in	1910		in
	Kinder	Kröpfe	Prozent	Kinder	Kröpfe	Prozent
Bernbach . . .	16	9	56,2	21	7	33,3
Görisried . . .	56	21	37,5	46	12	26,1
Wildberg . .	16	13	81,2	19	9	47,4
Leuterschach .	51	23	45,1	63	27	42,9
Remnatsried .	15	8	53,3	10	5	50,0
Ruderatshofen	51	28	54,9	60	31	51,7
Stötten a. A. .	87	30	34,5	80	32	40,0

Hierzu wird bemerkt, daß es sich bei den untersuchten Schulkindern in den meisten Fällen um leichte Vergrößerung der Schilddrüse handelte. Große Kröpfe wurden nur selten beobachtet.

In ursächlicher Beziehung glaube ich das Trinkwasser verantwortlich machen zu müssen, da es nicht selten vorkommt, daß zugezogene Personen nach einiger Zeit an Kropf erkranken.

In den Gestellungslisten für den Bezirk Markt Oberdorf finden sich **15,38%** Kropfige.

13. Bezirksamt Memmingen.

Herr Dr. Schwarz jun. hat in den letzten 3 Jahren 800 Erwachsene und 700 Schulkinder von Memmingen (die Erwachsenen auch aus der Umgegend der Stadt) auf Kropfkrankheit untersucht. Das Ergebnis war folgendes:

Bei den Männern fanden sich **11,6%**, bei den Weibern **37%** Strumen, unter den Schulkindern hatten **25%** deutliche, wenn auch in den weitaus meisten Fällen nur mäßige Schilddrüsenvergrößerung. Beide Geschlechter waren unter den Schulkindern annähernd gleich stark befallen.

Ich habe bisher nicht beobachten können, daß einzelne Ortschaften hiesiger Gegend besonders stark von Kropf befallen wären, andere wieder auffallend wenig. Auch von besonderen Kropfwässern oder Kropfbrunnen weiß man in unserer Gegend nichts.

Die grundwasserführenden Schichten, aus denen unser Trinkwasser stammt, sind überall annähernd gleich. Es handelt sich durchweg um diluviale Geröllschichten von ziemlicher Mächtigkeit, welche in der Hauptsache aus dem Kalk der Allgäuer Alpen bestehen. Daneben finden sich spärliche Beimengungen von Urgestein (meist Gneis). Dementsprechend ist das Trinkwasser überall reich an Kalksalzen.

In den Gestellungslisten für den Bezirk Memmingen finden sich für die Stadt **8,54%**, fürs Land **6,15%** Kropfige.

14. Bezirksamt Mindelheim.

Bezirksärztl. Stellvertreter Dr. Rohrer gibt bekannt, daß die Hypertrophie der Schilddrüse namentlich in Mindelheim und Wörishofen sehr häufig zu finden ist.

Bisher bestand die Annahme, daß diese Erscheinung territorial bedingt sei.

In den Gestellungslisten für den Bezirk Mindelheim finden sich **5,77%** Kropfige.

15. Bezirksamt Neuburg a. D.

Kropf nicht häufig. (Bezirksarzt Dr. Heißler.)

In den Gestellungslisten für den Bezirk Neuburg a. D. finden sich für das Land **2,83%**, für die Stadt **5,33%** Kropfige.

16. Bezirksamt Neu-Ulm.

Im Bezirk Neu-Ulm sind nach Mitteilung des Bezirksarztes Dr. Wiedemann Kröpfe nicht besonders häufig. Nur aus Pfaffenhofen berichtet Dr. Sontheimer,

daß in seinem Bezirke wohl ziemlich häufig Vergrößerungen der Schilddrüse vorkommen, daß aber die Erkrankung an einem Orte speziell besonders stark auftrete, ist nicht beobachtet worden. Auffällig war im vorigen Jahre, daß aus Beuren ziemlich viele Schilddrüsenvergrößerungen kamen, welche jedoch zum größten Teile durch Salbenbehandlung rasch zurückgingen. Ob die neu eingerichtete Wasserleitung daran schuld war, ist nicht festzustellen. Eher ist die Annahme berechtigt, daß gelegentlich der Kindervisitation die Eltern auf die bestehende Veränderung aufmerksam gemacht wurden und dann ärztliche Hilfe aufsuchten. In den anderen Ortschaften finden sich meist 3—4 Kropfkranke durchschnittlich; die Erkrankung besteht in Cysten, starken Bindegewebswucherungen, maligne Degeneration wurde einmal beobachtet.

In den Gestellungslisten für den Bezirk Neu-Ulm finden sich für das Land **7,05%**, für die Stadt **7,59%** Kropfige.

17. Bezirksamt Nördlingen.

Auf Vermittlung des Bezirksarztes Dr. Krämer teilt Dr. Beltinger mit, daß viele Mädchen des zweiten Dezenniums, vielleicht auch noch der ersten Hälfte des dritten, wegen Kropf ärztliche Hilfe aufsuchen. In allen Fällen am Halse zu eng geschlossene Untertaillen, die die Stauung und damit das Fortschreiten des Prozesses befördern. Dem stark kalkhaltigen Trinkwasser wird die Schuld beigemessen.

In den Gestellungslisten für den Bezirk Nördlingen finden sich für das Land **4,44%**, für die Stadt **9,79%** Kropfige.

18. Bezirksamt Schwabmünchen.

Bezirksarzt Dr. Groß gibt folgende ausführliche und interessante Mitteilungen:

Ich habe jetzt seit 3 Jahren das Amt eines Schularztes im Amtsbezirke inne und werden von mir jährlich in sämtlichen Schulen des Amtsbezirkes die Kinder der ersten, dritten und siebenten Schulklasse ärztlich untersucht. Die Gesamtzahl der Kinder in den 28 Schulen des Amtsbezirkes beträgt durchschnittlich jährlich 3830 Kinder, und zwar 1865 Knaben und 1965 Mädchen. Die Zahl der untersuchten Kinder in der

I.	Schulklasse	beträgt	653	in Summa
III.	„	„	644	„ „
VII.	„	„	492	„ „
			1789	Kinder in Summa.

Die Zahl der an Vergrößerung der Schilddrüse leidenden Kinder beträgt 734 = **41,02%**.

Davon waren leichte Anschwellungen 51%, mittelstarke 38% und starke 11%. Die Anschwellungen der Schilddrüse kommen bei beiden Geschlechtern in nahezu gleicher Anzahl vor, nur überwiegen um weniges die Anschwellungen bei Knaben. Auch auf die einzelnen Jahrgänge verteilen sich diese Anschwellungen gleichmäßig.

Die Ursache dieser so außerordentlich großen Anzahl von Schilddrüsenanschwellungen konnte ich bisher noch nicht feststellen, nur so viel läßt sich sagen, daß die Ursache dieser Anschwellungen im ganzen Amtsbezirk gleichmäßig wirksam sein muß, weil die Zahl der Anschwellungen in sämtlichen Schulen nahezu gleich ist.

Die Kropferkrankungen sind über den ganzen Amtsbezirk verbreitet, sowohl in jenem Teile des Amtsbezirkes, der in der Ebene liegt, als in jenem Teile, welcher den Namen „Stauden" führt und ein bergiges Gelände darstellt.

Wenn ich auch, wie bereits bemerkt, über die Zahl der Kropfkrankheiten bei Erwachsenen nicht vollständig orientiert bin, so habe ich doch beobachtet, daß die Zahl derselben keine außergewöhnlich große ist. Es scheint die Anschwellung der Schilddrüse in späteren Lebensjahren wieder zurückzugehen.

Es ist nicht ohne Interesse, daß die Anschwellungen der Schilddrüse bei Kindern sehr intensiv auf Jod reagieren. Ich habe 50 Kinder, mit starken Schilddrüsenanschwellungen behaftet, mit Jodvasogen behandelt, und genügten durchschnittlich 70 g Jodvasogen, die Anschwellung in 3, höchstens 4 Monaten rückgängig zu machen."

In den Gestellungslisten für den Bezirk Schwabmünchen finden sich **5,58%** Kropfige.

19. Bezirksamt Sonthofen.

Bezirksarzt Dr. Kienningers gibt an, daß im Bezirk Sonthofen Kropferkrankung besonders in Oberstdorf häufig auftritt. Anhaltspunkte für Beziehungen des Vorkommens der Krankheit zu den Wasserverhältnissen können nicht gegeben werden.

Von **898** im Vorjahre im Distrikte Sonthofen untersuchten Schulkindern zeigten **193** Kropf (= **21,5%**).[1]

In den Gestellungslisten für den Bezirk Sonthofen finden sich **12,95%** Kropfige.

20. Bezirksamt Wertingen.

Im unteren Lechtal sind Kropferkrankungen sehr häufig. Im diesseitigen Bezirk sind es namentlich die Orte Ostendorf, Waltershofen, Meitingen, Herbertshofen. In Westendorf scheinen die Häuser, welche Lechwasser haben, mehr Kropferkrankungen aufzuweisen als diejenigen, welche an der Schmutter liegen.

In Ostendorf, Waltershofen wurde mehrfach nebenbei Kretinismus beobachtet, ebenso soll es in Ellgau sein. (Bezirksarzt Dr. Neumüller.) Siehe hierüber unter Bezirk Donauwörth S. 61.

[1]) Dabei sind die kleineren Anschwellungen offenbar nicht mitgezählt.

Für den Bezirk Wertingen finden sich in den Gestellungslisten **5,08%** Kropfige.

21. Bezirksamt Zusmarshausen.

Kropf nicht besonders häufig. (Bezirksarzt Dr. Dischinger.)

In den Gestellungslisten für den Bezirk Zusmarshausen finden sich **4,35%** Kropfige.

H. Regierungsbezirk Pfalz.

1. Bezirksamt Bergzabern.

Auskunft des Bezirksarztes Dr. Rohmer:

Im Amtsbezirk Bergzabern sind als Orte, in denen Kropfkrankheit häufiger vorkommt, nur Bergzabern selbst, Birkenhördt und Gleishorbach bekannt, und zwar werden Strumen vorzugsweise bei Mädchen im Pubertätsalter beobachtet. Große Strumen sind selten; Kretinismus kommt selten vor.

Die Ortschaften mit zahlreicheren Kröpfen liegen am Ostabhange des Wasgaugebirges (der Ausläufer der Vogesen); dieselben bestehen aus Buntsandstein; das Wasser ist demgemäß kalkarm. Die Ortschaften, die oben genannt sind, haben sämtlich Quellwasserleitung.

In den Gestellungslisten für den Bezirk Bergzabern finden sich **4,07%** Kropfige.

2. Bezirksamt Dürkheim.

Kropf ganz selten. (Bezirksarzt Dr. Spies.)

In den Gestellungslisten für den Bezirk Dürkheim finden sich **1,73%** Kropfige.

3. Bezirksamt Frankenthal.

Bezirksarzt Dr. Kreuz hat eine Umfrage bei den Ärzten seines Bezirkes ergehen lassen, welche folgendes Resultat ergab:

1. Dr. Riede-Oppau: „Seit 21 Jahren praktiziere ich in den Orten Edigheim, Oppau, Friesenheim, die 1,5 bzw. 2,5 km voneinander entfernt, die gleiche geologische Struktur und bis vor einigen Jahren die gleiche Trinkwasserversorgung durch Bohrbrunnen hatten. Während nun in Friesenheim und Oppau nur ganz vereinzelte Fälle von Kropf vorkommen, sah ich bei der älteren Generation in Edigheim sehr viele Fälle, in neuerer Zeit beträchtlich weniger. Daneben war Idiotismus reichlich vertreten, Kretinismus fehlt gänzlich. Mädchen aus kropffreier Familie und Gegend, die nach Edigheim heirateten, erkrankten an Kropf; gänzliche Meidung des Trinkwassers brachte Stillstand. Als Ursache des Kropfes bezeichnet die Vox populi das Trinkwasser, als Ursache des häufigen Idiotismus

Abstammung von minderwertigen, slawischen Erdarbeitern, die sich bei Ausgrabung des Frankenthaler Kanals in Edigheim niedergelassen hätten. — Prozentverhältnis vermag ich nicht anzugeben."

2. Dr. Franz-Frankenthal: „In Edigheim und Mörsch kommt Kropf häufiger vor."

3. Dr. Guth-Kirchheim a. Eck: „Kropf in der Form der Basedowschen Krankheit ist in der ganzen Vorderpfalz verbreitet, ohne endemischen Charakter; ich kann nicht sagen, daß in einzelnen Orten das Vorkommen häufiger ist.

Beziehungen zu Wasserverhältnissen hier nicht nachweisbar, eher hereditäre Anlage."

4. Dr. Orth - Dirmstein: „Der Kropf ist in sämtlichen Ortschaften selten — auf 1000 Einwohner 1—2 Fälle. Beziehungen zu Wasserverhältnissen nicht nachweisbar."

5. Dr. Merckle - Frankenthal (Chirurg): „Die Zahl der hier vorkommenden Kropferkrankungen ist so gering und verteilt sich auf so verschiedene Orte, daß sich irgendwelche Schlüsse daraus nicht ziehen lassen."

6. Dr. Frantz - Grünstadt: „Während meines 11jährigen Aufenthaltes in hiesiger Gegend sind mir nur 1—2 Fälle von erheblicher Kropfbildung vorgekommen. Leichtere Fälle von Anschwellungen der Schilddrüse während der Entwicklung kommen bei Mädchen häufiger vor. Diese Anschwellungen gehen gewöhnlich auf Jodeinreibung zurück. Beobachtungen in oben angegebener Richtung habe ich bislang nicht gemacht."

Aus diesen Angaben dürfte zu ersehen sein, daß der Kropf im Bezirke Frankenthal jedenfalls nicht in erheblicher Menge vorkommt, nur in Edigheim und vielleicht auch in Studernheim, das mit Edigheim die gleichen Grundwasserverhältnisse gemeinsam hat, scheint er etwas häufiger zu sein, obwohl auch diese in neuerer Zeit, wie Dr. Riede mitteilt, abgenommen haben.

In den Gestellungslisten für den Bezirk Frankenthal finden sich 1,62% Kropfige.

4. Bezirksamt Germersheim.

Bericht des Bezirksarztes Dr. Herrmann über das Auftreten von Kropf im Bezirksamt Germersheim (Rheinpfalz):

Im Bezirksamt Germersheim sind drei Orte, in welchen früher Kropf endemisch war: Neuburg a. Rh., Hagenbach a. Rh. und Rheinzabern. In Wörth a. Rh., Jockgrim, Hatzenbühl kam Kropf ebenfalls vor, aber nicht so häufig.

Im Jahre 1881 stellte ich, damals prakt. Arzt in Hagenbach a. Rh., eine Liste der Kropfigen, Kretinen und Idioten in den Orten Neuburg, Hagenbach und Rheinzabern zusammen. Es waren in Hagenbach unter **1869** Einwohnern **48** Kropfige (**9** männl. und 39 weibl. Geschlechts);

in Neuburg unter **1700** Einwohnern **108** Kropfige (**37** männl. und 71 weibl. Geschlechts);

in Rheinzabern unter **2130** Einwohnern **41** Kropfige (11 männl. und 30 weibl. Geschlechts).

Seit dieser Zeit haben sich die Verhältnisse bezüglich des Vorkommens von Kropf, Kretinismus und Idiotie wesentlich gebessert. Kropf tritt noch vereinzelt auf. Kretinen sind aber nicht mehr vorhanden.

Daß das endemische Auftreten von Kropf in den genannten Orten in Beziehung zu den Wasserverhältnissen stand, glaube ich fast. Erst nachdem im Laufe der Jahre die die Orte umgebenden Sümpfe trocken wurden und zu Wiesen hergerichtet wurden, ist ein Rückgang in dem Auftreten der genannten Krankheiten zu verzeichnen. Dies gilt auch bezüglich des Auftretens von Malariaerkrankungen, welche seit den 80er Jahren des vorigen Jahrhunderts nicht mehr in den Rheinorten beobachtet werden.

In den Gestellungslisten für Germersheim finden sich **2,43%** Kropfige.

5. Bezirksamt Homburg.

Aus den Ausführungen des Bezirksarztes Dr. Müller geht hervor, daß in Niederstaufenbach eine Familie, Mutter und 4 Kinder, kropfkrank ist.

In Glanmünchweiler sind große Kröpfe selten, geringere Schwellungen der Schilddrüse sind häufiger, besonders bei jugendlichen weiblichen Individuen.

In Frankenholz glaubt der betreffende Arzt die Kröpfe bestimmt auf das dortige Wasser zurückführen zu müssen. Wasser aber kalkarm.

Für das häufige Auftreten von Struma in Martinshöhe glaubt der dortige Arzt Dr. Boden das Bergsteigen anschuldigen zu können.

Ein anderer Arzt Dr. König nennt noch Wellersweiler als kropfbefallen.

In den Gestellungslisten für den Bezirk Homburg finden sich **4,13%** Kropfige.

6. Bezirksamt St. Ingbert.

Kropf kommt nicht vor. (Bezirksarzt Dr. Hoerner.)

In den Gestellungslisten für den Bezirk St. Ingbert finden sich **4,66%** Kropfige.

7. Bezirksamt Kaiserslautern.

Dr. Dreyfuß (Kaiserslautern) schreibt, daß ihm

die ungemein große Zahl der Kinder mit Schilddrüsenschwellungen aufgefallen ist. Es handelt sich dabei um Schwellungen meist des mittleren Lappens von mäßiger Größe, die erst bei Untersuchung aus der Nähe auffallen. Eine Zusammenstellung über die Häufigkeit habe ich nicht gemacht, doch schätze ich aus dem Gedächtnis, daß in den höheren Klassen, etwa vom 4. Schuljahr ab, gut der 5.—4. Teil der Kinder befallen ist. Einen Häufigkeitsunterschied zwischen Knaben und Mädchen konnte ich bis jetzt nicht feststellen. Vielleicht bei Knaben etwas mehr. Ein Teil der Schwellungen muß wohl später wieder zurückgehen, denn bei den Erwachsenen hier in der Stadt ist die Sache sicher viel seltener. Die gleiche Beobachtung hat übrigens Herr Kollege Mann in Pirmasens gemacht.

Dr. Emerich in Otterberg teilt mit,

daß Kropfkrankheiten — besonders von kleinerem Umfange — keine seltenen Erscheinungen im diesseitigen Bezirke sind; indessen können Ortschaften mit besonderer Häufigkeit des Auftretens nicht namhaft gemacht werden.

In den Gestellungslisten für den Bezirk Kaiserslautern finden sich **4,15%** Kropfige.

8. Bezirksamt Kirchheimbolanden.

Auskunft des Bezirksarztes Dr. Becker:

Meines Wissens ist im Bezirksamt Kirchheimbolanden nur in der am Donnersberg gelegenen Ortschaft Dannenfels mit 693 Einwohnern Kropf in größerer Verbreitung beobachtet. Durch Erkundigung bei den im Ort praktizierenden Ärzten und der Hebamme habe ich elf mit Kropf behaftete Personen, lauter Frauen, im Alter von 29—65 Jahren festgestellt, einmal Mutter und Tochter. Kropfkranke sind es also **1,58%**.

Dannenfels hat Zentralleitung mit ausgezeichnetem Trinkwasser. In den Akten finde ich ein Gutachten der landwirtschaftlichen Kreisversuchsstation Speyer vom 31. Dezember 1895 betr. Wasserversorgung der Ortschaft Bastenhaus, Gemeinde Dannenfels, in welchem es heißt: ‚Es liegt ein vollkommen reines Quellwasser aus der Sandsteinformation mit dem ausgesprochenen Charakter der Quellwasser dieser Herkunft vor. Der gesamte Rückstand, in der Hauptsache Calcium- und Magnesiumcarbonate, ist ein so minimaler, daß von der Einzelbestimmung Abstand genommen wurde. In 100 000 Teilen enthielt das Wasser 5,6 Gesamtrückstand, 0,75 organische Substanz, 0,01 Ammoniak, Salpetersäure, salpetrige Säure = 0, Chlor 0,71. Mikroskopischer Befund: Nur anorganisch.‘

Ärztlicherseits wird der relativ häufige Kropf in Dannenfels darauf zurückgeführt, daß dort die Frauen gewohnt sind, Lasten auf dem Kopf zu tragen, so auch schwere Holzbündel auf diese Weise aus dem Walde nach Hause schaffen.

In den Gestellungslisten für den Bezirk Kirchheimbolanden finden sich **3,84%** Kropfige.

9. Bezirksamt Kusel.

Auskunft des Bezirksarztes Dr. Plauth:

Nach früheren Erfahrungen und nach Erkundigungen bei Ärzten des Bezirkes kann man die Dörfer Mühlbach am Glan und Staufenbach in einem Seitentale des Glans als Orte mit stärkerer Kropfhäufigkeit bezeichnen. Beide Orte liegen am Fuße des Potzberges, der nach der geologischen Karte von Richard Lepsius Sekt. 22 zum oberen Carbon gehört und in dem früher Quecksilber gegraben wurde. Der Ort Mühlbach liegt an dem westlichen Rande des Berges und erhält verhältnismäßig spät die Morgensonne. Bestimmte Zahlenangaben über die Häufigkeit des Kropfes kann ich leider nicht machen, da eine Zählung nicht stattgefunden hat.

Herr Dr. Rübel in Kaiserslautern schreibt:

In dem Dorfe Mühlbach am Glan, Bezirksamt Kusel, sah ich vor ca. 30 Jahren als junger Arzt die Kropfkrankheit hauptsächlich beim weiblichen Geschlecht sehr häufig auftreten.

In den Gestellungslisten für den Bezirk Kusel finden sich 4,68% Kropfige.

10. Bezirksamt Landau.

Kropf äußerst selten. (Bezirksarzt Dr. Hoesslin.)

In den Gestellungslisten für den Bezirk Landau finden sich 2,28% Kropfige.

11. Bezirksamt Ludwigshafen.

Auskunft des Bezirksarztes Dr. Alafberg:

Die Kropfkrankheit ist im hiesigen Bezirke überhaupt sehr selten, fast verschwindend klein. Die wenigen, überhaupt vorkommenden Fälle verteilen sich gleichmäßig auf den Bezirk, und in den meisten Fällen kamen von auswärts Zugezogene in Betracht. Jrgendeine Beziehung zu einzelnen Quellen oder Brunnen ist nirgends bekannt.

Nach Mitteilung der Herren Ärzte, insbesondere der Herren Spezialärzte, ist die Kropfkrankheit im Bezirke sehr selten. Bei einer Einwohnerzahl von etwa 120000 Seelen kommen auch im hiesigen Krankenhause bei ca. 2400 Erkrankten nur 3—4 Fälle im Jahre zur Aufnahme.

In den Gestellungslisten für den Bezirk Ludwigshafen finden sich 2,35% Kropfige.

12. Bezirksamt Neustadt a. H.

Auskunft des Bezirksarztes Dr. Stark:

Im Bezirksamt Neustadt a. H. ist die Kropfkrankheit nicht selten. Am meisten findet man sie in den Gemeinden im Gebirge, während sie in der Ebene seltener auftritt. So sind Kröpfe häufiger in Lambrecht, Weidenthal, Frankeneck, Elmstein, Iggelbach. Eine ziffernmäßige Angabe oder eine ungefähre Angabe der

Menge der Kropferkrankungen im Verhältnis zur Einwohnerzahl ist nicht möglich. Im Krankenhause hier kommen jährlich ca. 15 bis 20 Kröpfe zur Operation, was immerhin keine kleine Anzahl sein dürfte. Es erscheint, als ob jüngere Individuen und hauptsächlich das weibliche Geschlecht mehr von der Erkrankung betroffen werden. Ein älterer Arzt in Lambrecht (Dr. Dittmer) glaubt, daß vor Dezennien Kröpfe bei älteren Leuten häufiger zu beobachten waren wie jetzt.

Beziehungen der Erkrankung zu den Wasserverhältnissen konnten nicht beobachtet werden.

In den Gestellungslisten für den Bezirk Neustadt a. H. finden sich 2,37% Kropfige.

13. Bezirksamt Pirmasens.

Auskunft des Bezirksarztes Dr. Mann:

Kropf ist im ganzen Bezirk sehr häufig, keine einzige Ortschaft ist frei davon.

Besondere Beziehungen zu Wasserverhältnissen scheinen nicht zu bestehen, weitaus die meisten Orte haben Wasserleitung mit einem reinen Wasser, wie es für Buntsandsteingebiete überall gefunden wird, kalkfrei resp. sehr kalkarm. Über ev. Jodgehalt des Wassers bin ich nicht unterrichtet.

Der Bezirk hat, was die Dörfer anbelangt, größtenteils charakteristische Lage (Mittelgebirgstäler).

Sonderbar ist aber, daß z. B. die Stadt Pirmasens mit ihrer Lage auf Hochplateau mit fortwährenden sehr starken Winden ebenfalls sehr viel Kropf hat. Die ungefähre Häufigkeit des Kropfes mag ersehen werden daraus, daß ich z. B. bei Schulkinderuntersuchungen in der Stadt Pirmasens etwas über ein Fünftel aller Kinder mit Kropf behaftet fand.

In den Gestellungslisten für den Bezirk Pirmasens finden sich 5,11% Kropfige.

14. Bezirksamt Rockenhausen.

Kropf selten. (Bezirksarzt Dr. Detzel.)

In den Gestellungslisten für den Bezirk Rockenhausen finden sich 3,28% Kropfige.

15. Bezirksamt Speier.

Auskunft des Bezirksarztes Dr. v. Hörmann:

Die Kropfkrankheit tritt weder in Speier selbst, noch in den Landgemeinden des Amtsbezirkes besonders häufig auf. Immerhin gehören Kröpfe nicht zu den Seltenheiten, namentlich scheinen leichtere Anschwellungen der Schilddrüse, welche ohne merkliche Erschwernis der Atmung und des Kreislaufes einhergehen, nicht so ganz selten zu sein. Ein Zusammenhang mit der Wasserversorgung ist nicht zu erkennen, wenigstens besteht in dieser Richtung kein Unterschied zwischen den einzelnen Gemeinden, während doch deren Wasserversorgung eine recht verschiedene ist.

Die Gestellungslisten für den Bezirk Speier geben **2,50%** Kropfige.

16. Bezirksamt Zweibrücken.

Fehlanzeige. (Bezirksarzt Dr. Faber.)

In den Gestellungslisten für den Bezirk Zweibrücken finden sich **4,53%** Kropfige.

Additional material from *Der Endemische Kropf mit besonderer Berücksichtigung des Vorkommens im Königreich Bayern*,

ISBN 978-3-662-38735-1, is available at http://extras.springer.com

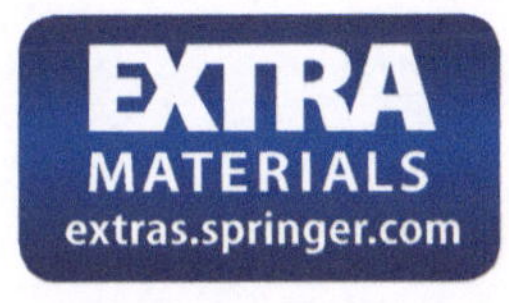

Viertes Kapitel.

Verbreitung und Gang der Kropfendemie in Bayern.

a) Geographische Verbreitung.[1])

Die von uns gezeichneten Übersichts- und Spezialkarten geben, wie das schon auf S. 5 betont wurde, selbstverständlich nur ein summarisches Bild der Kropfverbreitung. Um die Verhältnisse im einzelnen genau wiederzugeben, wäre es nötig, daß einheitlich ausgebildete Untersucher einen Bezirk nach dem anderen persönlich durchforschten.

Immerhin lehrt ein Vergleich der Karten, daß im großen und ganzen durch sie ein wahres Bild der Kropfverbreitung in Bayern gegeben ist. Einzelne Mängel, die sich bei statistischem Material nie ganz vermeiden lassen, werden ergänzt, wenn man auf anderer Grundlage gewonnene Unterlagen verwertet. So wollen auch wir Tafel I und Tafel II als gegenseitige Ergänzung aufgefaßt wissen und ziehen in den Fällen, in denen nach unseren Erfahrungen eine Auskunft lückenhaft sein muß, die ergänzende Karte heran.

Drei besonders befallene Gebiete springen sofort in die Augen:

1. die Alpen und ihre Ausläufer,
2. das Donautal zwischen Regensburg und Passau und der Bayerische Wald,
3. die Gegend um Rothenburg o. T.

Was zunächst die **Alpen** anbelangt, so zeigt es sich, daß durchweg die höhergelegenen Teile des Landes stark befallen sind und daß im allgemeinen eine allmähliche Abnahme nach der Ebene hin zu bemerken ist.

Nach dieser Hinsicht ist auf Tafel I das Iller-, Wertach- und Inntal recht instruktiv, auf Tafel II das Isartal. Hier nimmt, je weiter der Fluß talabwärts fließt, die Kropfverbreitung in den umliegenden Bezirken augenscheinlich ab.

Die Abnahme der Kropfverbreitung kennzeichnet sich ferner beim Vergleich der Bezirke Lindau und Sonthofen mit den nördlicher gelegenen Bezirken Kempten und Memmingen, Füssen und Garmisch mit Markt Oberdorf, Kaufbeuren, Schongau und Weilheim.

Auch innerhalb einzelner Bezirke ist dieses Verhältnis ausgesprochen, so z. B. bei Tölz und Rosenheim. Sehr instruktiv ist es in dem langgestreckten Bezirk **Traunstein**, den wir deshalb persönlich

---

[1]) Wir gehen in diesem Kapitel nur ganz summarisch die Kropfverbreitung in Bayern durch. In bezug auf die Einzelheiten verweisen wir auf die detaillierte Schilderung des Materials im vorhergehenden Kapitel.

aufsuchten. Wir wollen hier nur die bei unseren Schuluntersuchungen gewonnenen Prozentzahlen anführen. Traunstein liegt in den Vorbergen, Marquartstein am Eingange in die höheren Berge, während Unterwessen, Oberwessen, Reit im Winkel tiefer in den Bergen gelegen sind.

	normal	schwach	stark	sehr stark
Traunstein . .	**42,9**	**37,2**	**15,3**	**4,6**
Marquartstein .	35,5	39,2	13,1	12,1
Unterwessen .	26,67	38,1	23,7	11,5
Oberwessen . .	24,3	35,7	31,4	8,6
Reit im Winkel	**24,4**	**34,1**	**20,7**	**20,0**

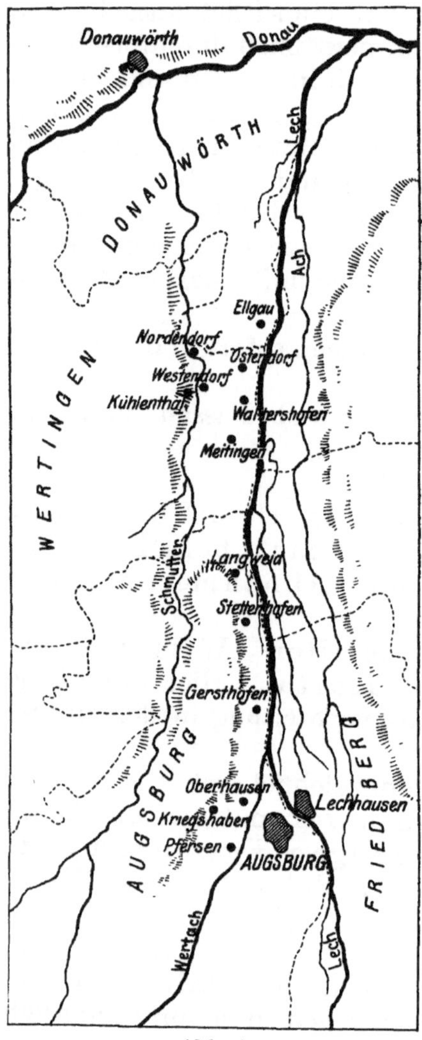

Abb. 1.
Spezialkarte des unteren Lechtales.

Das **Lechtal** dagegen zeigt bei allgemein starkem Befallensein im unteren Laufe des Flusses wieder eine beträchtliche Anhäufung in der Gegend von Nordendorf. Hier zeigen sich, wie aus der Spezialkarte ersichtlich ist, die dicht über dem Grundwasserstrome gelegenen Orte Ellgau, Ostendorf, Waltershofen, Meitingen, Westendorf stark von Kropf durchseucht, während das am Bergesabhange gelegene Kühlental bereits weit geringere Kropfzahlen aufweist. Es muß also im Lech- und Schmuttertal der ganze Grundwasserstrom in erheblicher Ausdehnung als infiziert gelten.

Im **Donautal** nimmt von Regensburg abwärts das Befallensein der Bevölkerung entschieden zu und erreicht seinen Höhepunkt in Passau und dicht darunter in Erlau, Obernzell und Engelhartszell. Auch die nicht direkt im Donautal gelegenen Ortschaften Gottsdorf, Lämmersdorf und Untergriesbach sind stark befallen. Ebenso muß der ganze nördlich der Donau liegende bayerische Wald als Kropfgegend gelten. Besonders hervorzuheben sind hier die Bezirke Passau, Wegscheid, Wolfstein und zum Teil Vilshofen, sowie Viechtach und Regen mit dem ausgesprochenen Kropforte Bodenmais. Nach der Oberpfalz zu in Kötzting, Bogen ist eine deutliche Abnahme zu konstatieren. Die Oberpfalz selbst ist in der Hauptsache frei.

Viel lokalisierter und weniger ausgedehnt ist zweifellos das Kropfgebiet um **Rothenburg o. T.**, in dem wir besonders die Dörfer Diebach mit den Weilern Wolfsau, Böllersmühle, Bestleinsmühle, Hockenmühle, ferner Östheim und Gailnau hervorheben. Auffällig ist das Freisein des benachbarten Bezirkes Feuchtwangen. Zwischen den beiden Bezirken zieht sich die Frankenhöhe hin. Beide Bezirke liegen größtenteils auf Keuper. Dagegen ist zu erwähnen, daß die Frankenhöhe die Wasserscheide zwischen Donau und Main bildet. Nach Norden von der Frankenhöhe entwässert sich das Gebiet in die dem Main zufließende Tauber, nach Süden in die der Donau zufließenden Flüsse Wörnitz und Altmühl. Die Ursache des verschiedenen Befallenseins dieser aneinandergrenzenden Bezirke liegt sicher nicht an der Bodenformation, sondern offenkundig an der Verschiedenheit des Stromgebietes.

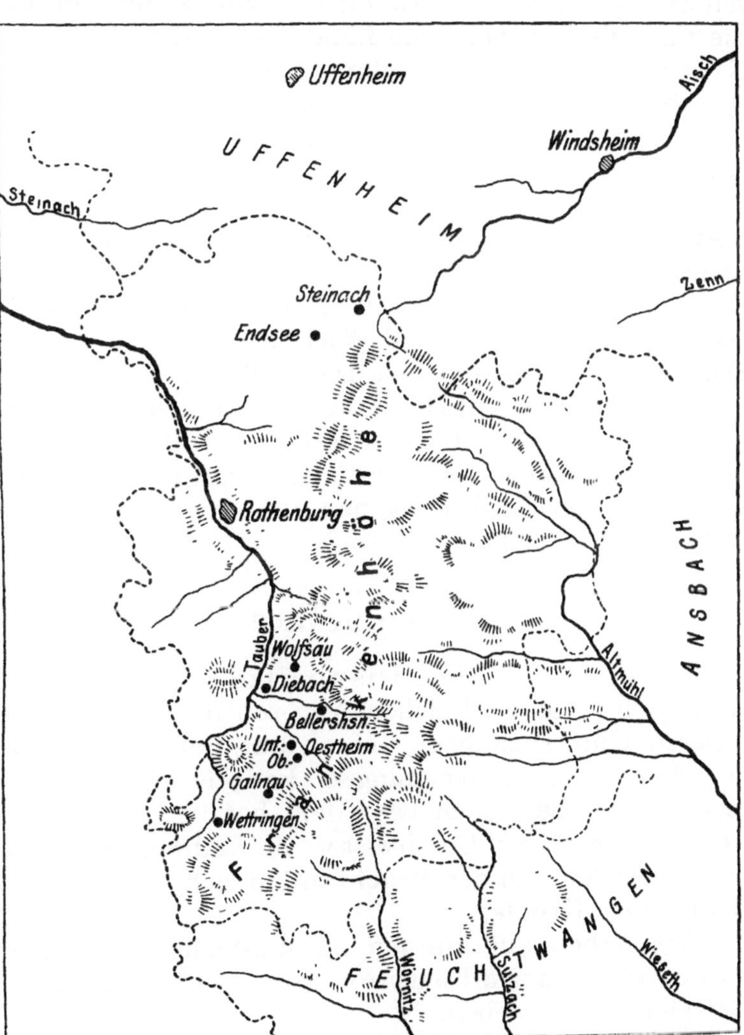

Abb. 2. Spezialkarte von Rothenburg o. T.

In **Unterfranken** und auch in **Mittelfranken** fallen kleinere Kropfherde auf, z. B. Hohn und Strahlsbach bei Kissingen, die Ortschaft Lauf und Umgebung u. a. m.

In Oberfranken, Mittelfranken und Unterfranken hat es jedoch den Anschein, als ob die Verbreitung des endemischen Kropfes schon erheblich zurückgegangen sei und noch im Rückgang begriffen ist, so daß zurzeit die genannten drei Regierungsbezirke im allgemeinen als wenig befallen gelten müssen. Immerhin gibt es in einem durchweg bergigen Lande wie Bayern allenthalben mehr oder weniger sporadische Kröpfe, sicherlich weit mehr wie z. B. in vielen Gegenden Norddeutschlands. Im Vergleich mit den stark befallenen Kropfgegenden Bayerns aber können Bezirke wie Unter-, Mittel- und Oberfranken nicht als exquisite Kropfgegenden gelten; hier handelt es sich nur um lokalisierte Endemieen.

Wir möchten hier darauf hinweisen, daß eine einheitliche Beurteilung des Kropfbefallenseins schwach affizierter Länder oder Provinzen anzustreben wäre. Denn gerade hier fällt gehäuftes Auftreten sporadischer Fälle so sehr ins Gewicht, daß leicht eine Überschätzung des Kropfvorkommens von seiten der Untersucher eintritt, die nur schwach befallene Länder durchforschen. Auf die einheitlichen Kriterien, die zur Beurteilung dienen können, kommen wir später zu sprechen.

Was den Rückgang der Kropfendemie in Franken anbetrifft, so wird ein solcher mit aller Bestimmtheit auch von Iphofen berichtet (s. S. 49), wobei besonders hervorzuheben ist, daß die übrigen Verhältnisse sich dort nicht geändert haben. Ferner hat in Windsheim (Bezirk Uffenheim), Ebern und in Hofstetten (Bezirk Gemünden) in der letzten Zeit die Kropferkrankung gegen früher eine nachweisbare Einschränkung erfahren. Auch Lohr und Würzburg zeigen dieselben Erscheinungen. Das gleiche wird von Stadtsteinach in Oberfranken berichtet.

In der Rheinpfalz bestehen ähnliche Verhältnisse. Dort ist in Neustadt a. H., Germersheim und Frankenthal die Kropfverbreitung früher häufiger als jetzt gewesen. Die bergigeren Gegenden, z. B. die an der Hardt gelegenen, weisen auch heute noch beträchtlicheres endemisches Vorkommen auf.

b) Familiäre Disposition.

Daß eine familiäre Disposition beim Kropf eine wichtige Rolle spielt, wird von zahlreichen Autoren festgestellt. Auch wir stießen bei unseren Untersuchungen überall auf Belege für diese Tatsache. Schon bei den Schuluntersuchungen konnte, wie wir bereits andeuteten, recht häufig bei einem besonders befallenen Kinde das Vorhandensein weiterer kropfiger Geschwister in anderen Lebensaltern richtig vermutet werden. In der Regel fanden sich dann auch bei den Eltern und Großeltern Kröpfe.

Wir haben auf unseren mannigfachen Reisen eine Reihe von instruktiven Stammbäumen gesammelt, von denen wir hier einige Beispiele wiedergeben.

Derartige Stammbäume mit vielen kropfigen Familiengliedern lassen sich nach unseren Erfahrungen in jeder Kropfgegend in großen Mengen zusammenstellen. Dagegen fanden wir auch andere Kropfige vor, die in ihrer Aszendenz nur geringes Kropfvorkommen oder überhaupt keines zeigten.

Sehr bemerkenswert sind die Familien Nr. 2, 3, 4, 5, 6, vor allem aber Familie Nr. 10, bei denen die kropffreien Vorfahren von

außerhalb zugewandert sind und wo die **von Generation zu Generation zunehmende Kropfverseuchung** teilweise bis zum Befallensein sämtlicher Familienmitglieder besonders gut zu verfolgen ist.

Stammbäume:

Zeichenerklärung.

♂ männlich ● erkrankt
♀ weiblich ○ gesund

a) Rothenburger Gegend.

Diebach:

1. Familie Hahn: Geschwisterkindehe Hahn—Gögelein.

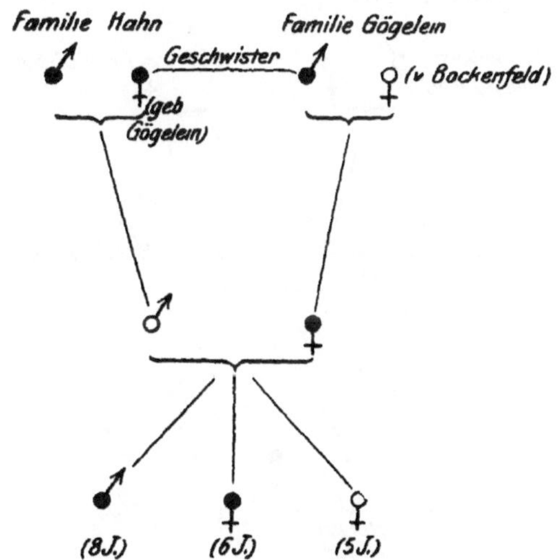

Kinder eifrig, aber schwach. Der Knabe kann nicht recht sprechen.

Abb. 3.

2. Familie L.: In der Familie nie Kropf; zugewandert aus Schillingsfürst. Die Frau bekam erst nach der Zuwanderung ihren Kropf und wird davon seit 4—5 Jahren stark belästigt.

Die 3 Söhne verloren ihren deutlich ausgebildeten Kropf wieder, als sie nach München wegkamen.

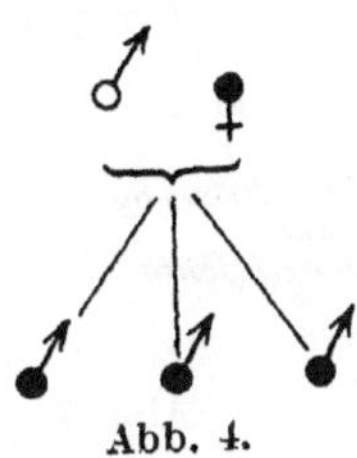

Abb. 4.

3. Familie Rummel: Haus 4. Schöpfbrunnen.

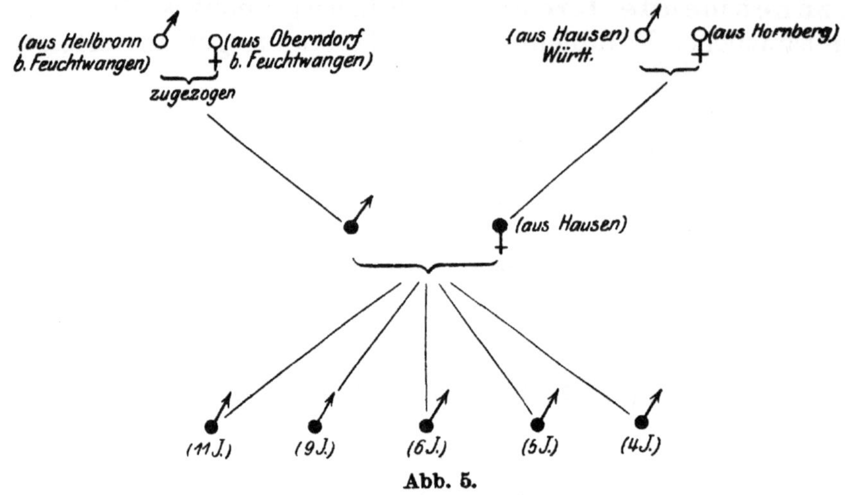

Abb. 5.

4. Haus 6 Pumpbrunnen.

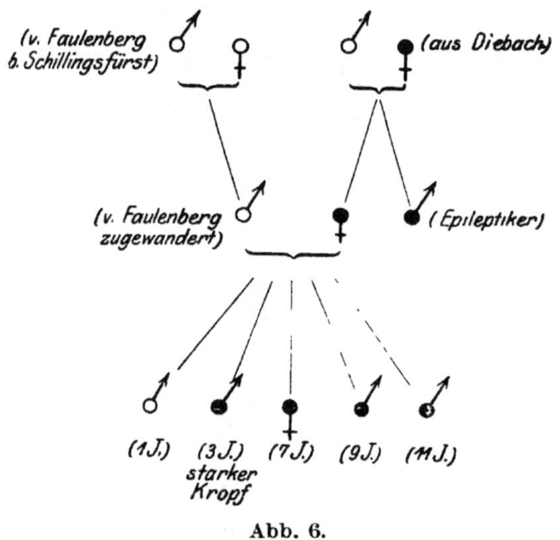

Abb. 6.

Oestheim.

5. Familie Hammer: Haus 23/24. Pumpbrunnen zwischen 2 Mistgruben gelegen.

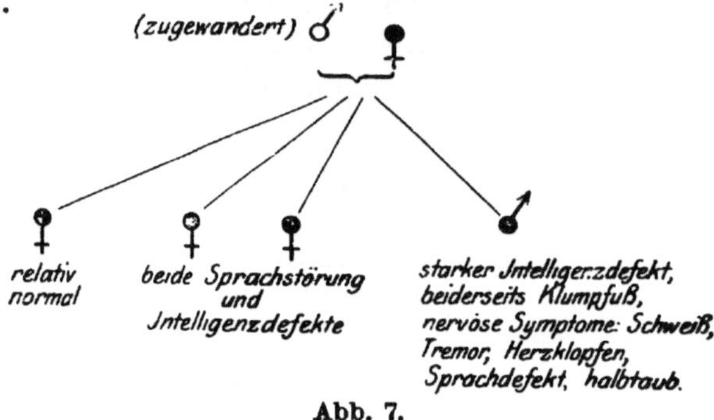

Abb. 7.

6. Familie L.: Vor 5 Jahren aus Schopfloch zugewandert. Damals kropffrei, nur Großmutter väterlicherseits (Satthals). Eigener Brunnen.

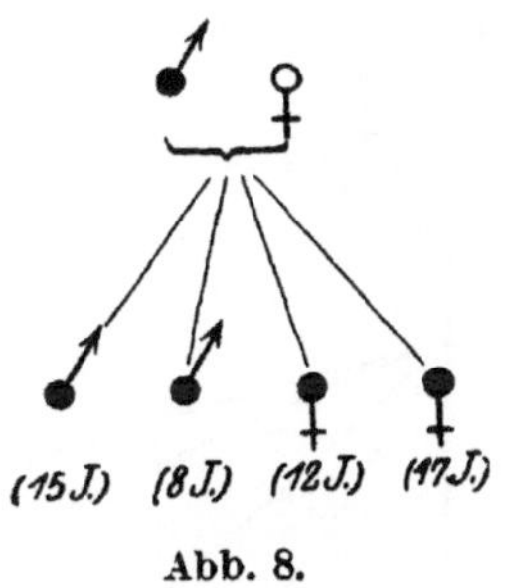

Abb. 8.

b) Kissinger Gegend.

Hohn.

7. Familie Schmidt:

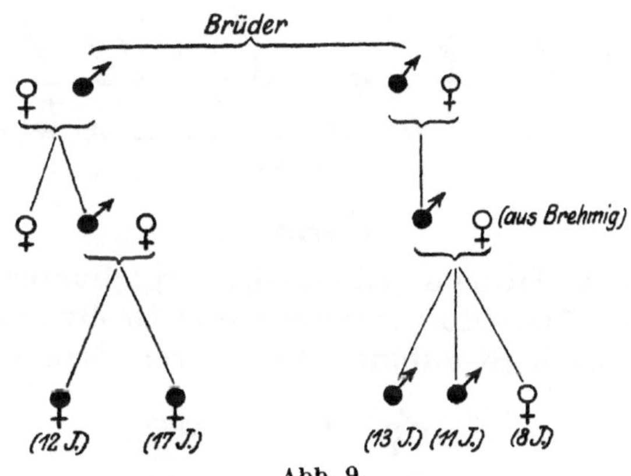

Abb. 9.

8. Familie Schmidt:

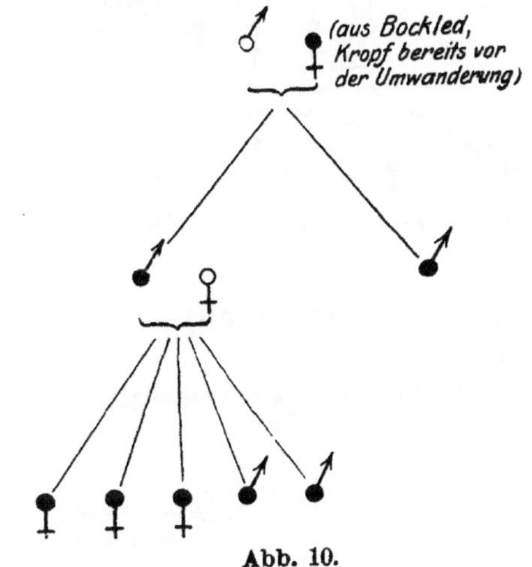

Abb. 10.

c) Passau und Umgegend.

Passau.

9. Familie Kuchler.

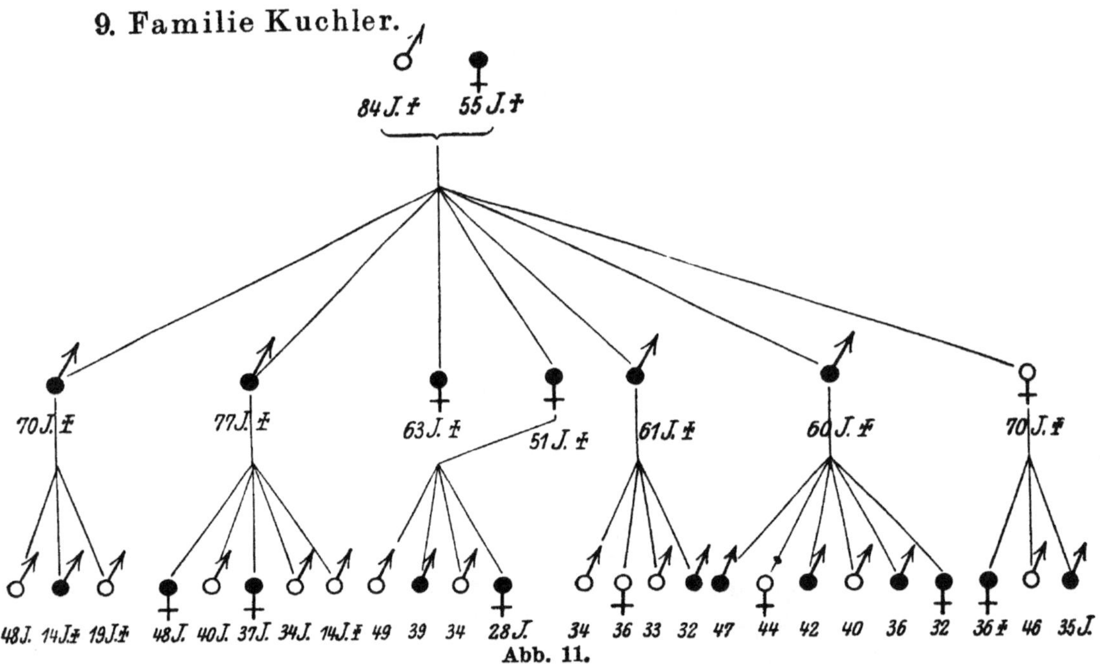

Abb. 11.

Obernzell.

10. Familie v. Douve (Oberzell): Urgroßvater (väterlicherseits) von Holland nach Düsseldorf zugewandert; Großvater (väterlicherseits) von Düsseldorf nach Straubing, Vater von Straubing, wo geboren, zugewandert.

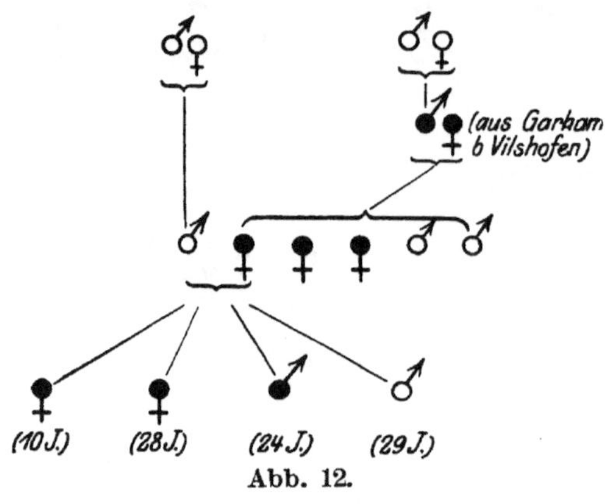

Abb. 12.

11. Familie Grubhofer (Oberzell):

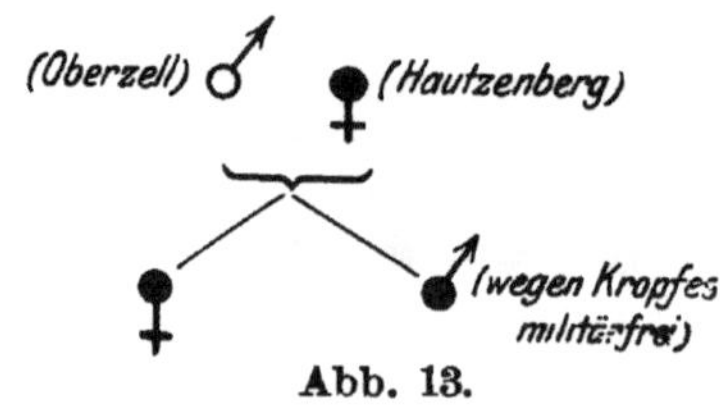

Abb. 13.

12. Familie Obermeder (Gottsdorf):

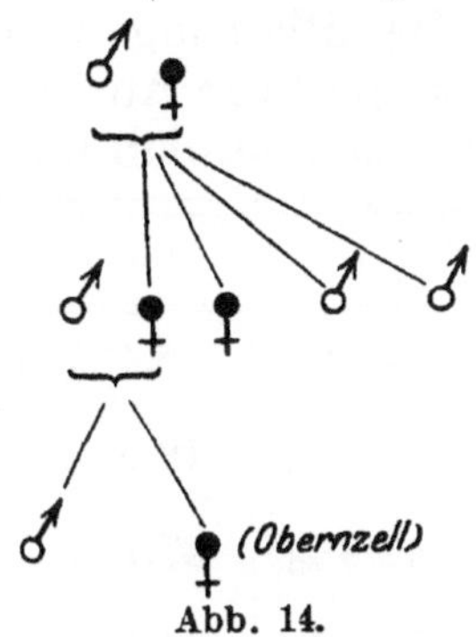

Abb. 14.

13. Familie Dankersreuter (Perlesreut):

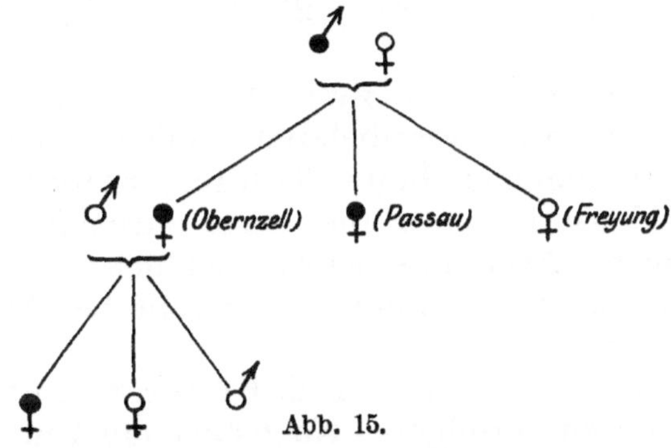

Abb. 15.

c) Individuelle Disposition.

Für das Studium der Kropfendemie schien es uns vor allem wichtig, nach Kropfanlage überhaupt zu fahnden. Denn nur so kann man das wirkliche Befallensein einer Gegend eruieren. Wird doch die Größe der Kröpfe an sich je nach der Disposition der einzelnen Individuen verschieden ausfallen. Schon Höfler betont diesen Punkt, und wir schließen uns seiner Meinung vollkommen an, die dahin geht, daß alles Material, welches nur große Kröpfe berücksichtigt, lückenhaft ist, wenn es sich darum handelt, die wirkliche Durchseuchung einer Bevölkerung festzustellen.

Gerade bei einer derartigen Betrachtung des Kropfmaterials fanden wir, daß in Kropfgegenden in überraschend großer Menge die Kinder in einem gewissen Alter befallen werden. Derartige Kinderuntersuchungen führten übrigens schon Heidenreich, Bircher sen. und Kocher durch. Daß wir es hier mit dem Ausdrucke des Kropfbefallenseins zu tun haben und nicht etwa nur mit bloßem Anschwellen der Schilddrüse, die auf Rechnung der Entwicklungsperiode zu setzen wäre, zeigte uns der Vergleich mit den Ergebnissen unserer Untersuchungen in kropffreien Gegenden. Hier war schon eine mäßige Vergrößerung der Schilddrüse geradezu eine Seltenheit.

Die folgende Tabelle zeigt in sehr anschaulicher Weise, welch guter Gradmesser das Kropfbefallensein einer Gegend die

Schuljugend ist. Wir erkennen daran sehr genau die Größe der Schädlichkeit, der eine Bevölkerung in bezug auf die Kropfentstehung ausgesetzt ist (siehe die späteren Ausführungen über die Beziehung der Erkrankung zu bekannten Epidemien und Endemien):

	normal	schwach	stark	sehr stark	insgesamt
Erlangen . . . . Kropf vereinzelt	94 %	5,4%	0,6%	0	**6**
Hollfeld (Fränk. Schweiz). . schwach befallen	72,2%	18,9%	7,7%	1 %	**27,8**
Traunstein (Oberbayern) . . mittleres Befallensein	42,9%	37,2%	15,3%	4,6%	**57,1**
Reit im Winkel (Oberbayern) stark befallen	24,4%	34,1%	20,7%	20,7%	**75,6**
Erlau (Niederbayern) . . . stark befallen	23,0%	27 %	25 %	25 %	**77,0**

Was nun die Beziehungen zwischen dem Alter der Kinder und der Kropfentstehung anbelangt, so liegen Beobachtungen vor, welche ein Kropfvorkommen beim Neugeborenen durchaus sicherstellen. Wir erwähnen hier nur die lange zurückliegenden Fälle von Betz[1]) in Tübingen. Auch uns wurde bei unseren Reisen mehrfach in Kropfgegenden das Vorkommen von Kropf bei Neugeborenen und Säuglingen berichtet.

Deutlich ist ein Ansteigen der Zahl der Kropfigen im Laufe der Entwicklung zu verfolgen. Nachstehende Untersuchungstabelle aus Obernzell a. D. illustriert diese Tatsache aufs beste:

Obernzell a. D.

2— 6 Jahre alt	42%
6— 9 ,, ,, ...	72,4%
9—13 ,, ,, ...	89,6%
Gestellungspflichtige für den Bezirk Wolfstein	9,22%

Bei Untersuchung der Schulen nach einzelnen Jahrgängen fanden wir in den letzten Schuljahren häufig wieder ein langsames Heruntergehen der Zahl der Befallenen. Werden dann die jungen Militärpflichtigen untersucht, so ist die Kropfhäufigkeit bereits sehr beträchtlich gesunken und nimmt mit zunehmendem Alter noch weiter ab. Schon Schranz[2]), der diese Verhältnisse besonders genau untersuchte, berichtet, daß das 9. und 10. Lebensjahr am meisten behaftet sei und daß in den folgenden Jahren die Belastung sinke. Unter den Erwachsenen seines Bezirkes fand er nur mehr ein Drittel der in den früheren Lebensaltern von ihm aufgefundenen Kropfhäufigkeit. Auch Höfler fand Ähnliches, so daß nicht daran zu zweifeln ist, daß allenthalben dieses Gesetz Geltung hat. Wir werden auf diesen Punkt im 7. Kapitel nochmals zurückkommen.

[1]) Fr. Betz, Über den Kropf des Neugeborenen. Zeitschr. f. ration. Med. **9**, 233 [1850].

[2]) J. Schranz, Beiträge zur Theorie des Kropfes. Archiv f. klin. Chir. **34**, 92.

d) Allgemeine Notizen.

Bei unseren ausgedehnten Untersuchungen haben wir den Eindruck gewonnen, daß zwischen Kropfbefallensein und der Art der allgemeinen Entwicklung kein direkter Zusammenhang besteht. Zwar hat es in einigen Gemeinden den Anschein, als wenn besonders befallene Schulklassen die ihren Jahren entsprechende Entwicklung durchschnittlich nicht erreicht hätten. Wir sind jedoch geneigt, diesen Umstand anderen Momenten, vor allem hochgradiger Inzucht, zuzuschreiben. Denn wir fanden andere Gegenden mit fluktuierender Bevölkerung (z. B. Sauerlach), die stark endemisch von Kropf befallen ist und deren allgemeine Entwicklung als eine recht gute bezeichnet werden muß.

Wir konnten ferner die bekannte Beobachtung bestätigen, daß in den Kropfgegenden Kretinismus gehäuft vorkommt. Auch hier läßt sich bei näherem Nachforschen eine familiäre Disposition erweisen. Es sei hierzu der folgende, uns von Dr. Bernhuber in Passau zur Verfügung gestellte Familienbericht angeführt:

Die Eltern waren beide von kleiner Statur. Der Vater wurde 57 Jahre alt, starb an Schlaganfall. Die Mutter wurde 80 Jahre alt, starb an Altersschwäche. Von 8 Geschwistern ist ein Bruder gleich nach der Geburt, eine Schwester im 2. Lebensjahre an Fraisen gestorben. 6 Geschwister leben:

1. Anna W., 66 Jahre alt, vollkommen normal.
2. Kathi W., 62 Jahre alt, von auffallend kleiner Statur, ganz schwachsinnig.
3. Josepha W., 60 Jahre alt, vollkommen normal.
4. Ludwig W., 58 Jahre alt, hat verkrüppelte Füße.
5. Sebastian W., 52 Jahre alt, schwachsinnig.
6. Franz W., 57 Jahre alt, ebenfalls klein und schwachsinnig.

Ausgesprochene Kropfentwicklung fehlt bei sämtlichen Geschwistern.

In vielen Gegenden läßt sich auch ein Zurückgehen des Kretinismus konstatieren. Besonders auffällig ist diese Erscheinung in Passau und Windsheim. Hier dürfte wohl die jetzige stärkere Fluktuation der Bevölkerung als besserndes Moment hauptsächlich in Frage kommen.

Was die Häufigkeit des Morbus Basedow in Kropfgegenden anbelangt, so entsprach diese der allgemeinen Kropfverbreitung keinesfalls. Wir haben selbst stets darauf geachtet und bei den praktizierenden Ärzten Erkundigungen eingezogen. Einzelne Fälle kamen ja wohl überall vor, aber ihre Anzahl übersteigt niemals die von kropffreien Gegenden.

Genauere klinische Untersuchungen (z. B. in bezug auf Herz, Sprachstörungen, Taubstummheit usw.) waren bei unseren Schulbesichtigungen nicht gut durchführbar. Zu diesem Zwecke müßte ein Untersucher sich an Ort und Stelle aufhalten und den Bezirk monatelang auch nach dieser Richtung durchforschen.

Fünftes Kapitel.

Beziehungen zwischen Kropfhäufigkeit und geologischen Formationen.

Schon John M'Clelland[1]) teilt in seiner 1837 erschienenen Arbeit mit, daß die geologische Formation für das Kropfvorkommen von ausschlaggebender Bedeutung ist. Er weist auf die besonders disponierende Beschaffenheit des alpinen Kalksteins und der Nagelfluhe hin. Er gibt folgende Tabelle:

Name der Felsart	Zahl der Dörfer	Zahl der Einwohner	Zahl der Kropfigen	Zahl der Kretinen	Mittlere Höhe	Mittlere Temp. F.
1. Granit und Gneis	0	0	0	0	6500	680
2. Hornblende und Glimmer . .	1	50	0	0	6000	
3. Tonschiefer.	71	3957	29	0	4100	780
4. Steatit-Sandstein	3	200	0	0	3500	
5. Granatine	2	100	7	0	4000	
6. Teilweise Sandstein	1	40	0	0		
7. Übergangs-, Flöz- und Alluvialkalk.	35	1160	390	34	4000	780
	113	6217	430	34		

H. Bircher[2]) hat sich in der Schweiz ganz besonders mit der geologischen Formation und der Kropfhäufigkeit beschäftigt.

Nach seinen Studien ist folgende Tabelle aufgestellt (S. 57 der Monographie):

---

[1]) l. c., siehe auch bei Heidenreich, Der Kropf. Ansbach 1845, S. 178.

[2]) H. Bircher, Der endemische Kropf und seine Beziehung zur Taubstummheit und zum Kretinismus. Basel 1883.

Zeitalter und Formationsgruppe	Perioden	Formation	Verhalten	Entstehung
Känozoisch	Quartär	Alluvium u. Erratikum, aus kropffreiem Terrain stammend	frei	Fluß- und Gletschertransport
		Alluvium u. Erratikum, aus Kropfterrain stammend	behaftet	Fluß- und Gletschertransport
		Marines Diluvium	frei	Meeresbildung
	Tertiär	Roter und Korallencrag Englands	behaftet ?	Meeresbildung
		Obere Süßwassermolasse (torton. St.)	frei	Süßwasserbildung
		Obere Meermolasse (helvet.)	behaftet	Meeresbildung
		Untere Süßwassermolasse (aquit.)	frei	Süßwasserbildung
		Untere Meermolasse (tong.)	behaftet ?	Meeresbildung
		Eozän	behaftet	Meeresbildung
Mesozoisch	Kreide	Kreide	frei	Meeresbildung
	Jura	Jura	frei	Meeresbildung
	Trias	Keuper	frei	größtenteils Süßwasserbildung, teilweise marin
		Muschelkalk	behaftet	Meeresbildung
		Buntsandstein	behaftet	Strand- und Dünenbildung
Paläozoisch	Perm oder Dyas	Zechstein	behaftet	Meeersbildung
		Rotliegendes	?	Süßwasserbildung
	Kohlenformation	Obere und produktive	frei	Süßwasser-, Sumpfbildung
		Untere oder Culmform.	behaftet	Meeresbildung
	Devon	Devon	behaftet	Meeresbildung
	Silur	Silur	behaftet	Meeresbildung
Archäisch	Urschieferformation (huronische)		frei	Meeresbildung
	Urgneisformation (laurentinische)		frei	Meeresbildung
Fundamentalformation	Erstarrungskruste, an der Erdoberfläche, repräsentiert durch Eruptivgebilde		frei	Erstarrung glutflüssiger Massen

Aus diesen Forschungen H. *Birchers* geht hervor, daß *in der Schweiz die Molasse-Hochebene die stärkste Kropfendemie trägt. Auch die Trias disponiert für das endemische Vorkommen des Kropfes. Dagegen sind kropffrei die Juraformation und die Urgesteine der Alpen.*

E. *Bircher* geht nun noch weiter und spricht die Theorie aus, daß eine toxische kropferzeugende Substanz aus der Meeresmolasse und aus der Trias ausgeschwemmt werde.

Diese von H. *Bircher* aufgestellte strenge Scheidung der einzelnen Schichten in bezug auf Kropfhäufigkeit konnte von *Kocher*[1]), der im *Kanton Bern* mit 25 seiner Schüler 76 606 Schulkinder im Alter von 7—15 Jahren untersuchte, *nicht* bestätigt werden. *Kocher*

[1]) Th. *Kocher*, Vorkommen und Verteilung des Kropfes im Kanton Bern usw. Bern 1889.

fand auch im Jura Kropfvorkommen und stellte fest, daß auch die Süßwassermolasse befallen ist.

Neuerdings hat Hesse[1]) in einer genauen Statistik über das Kropfvorkommen in Sachsen ebenfalls die Bircherschen Angaben nur zum Teil bestätigen können. Er fand den zweithöchsten Prozentsatz von Kropfigen auf Eibenstocker Granitgebiet, den höchsten auf eruptivem Muskovit-Gneis, geologischen Bildungen, die nach Bircher ganz frei sein sollten. Auf dem Granit in der Meißener und Lausitzer Gegend fanden sich dagegen nur vereinzelte Kropfige. Folgende Tabelle (Abb. 16) illustriert die Hesseschen Befunde:

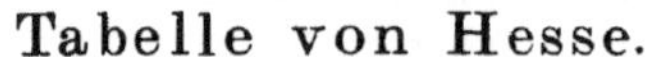

Tabelle von Hesse.

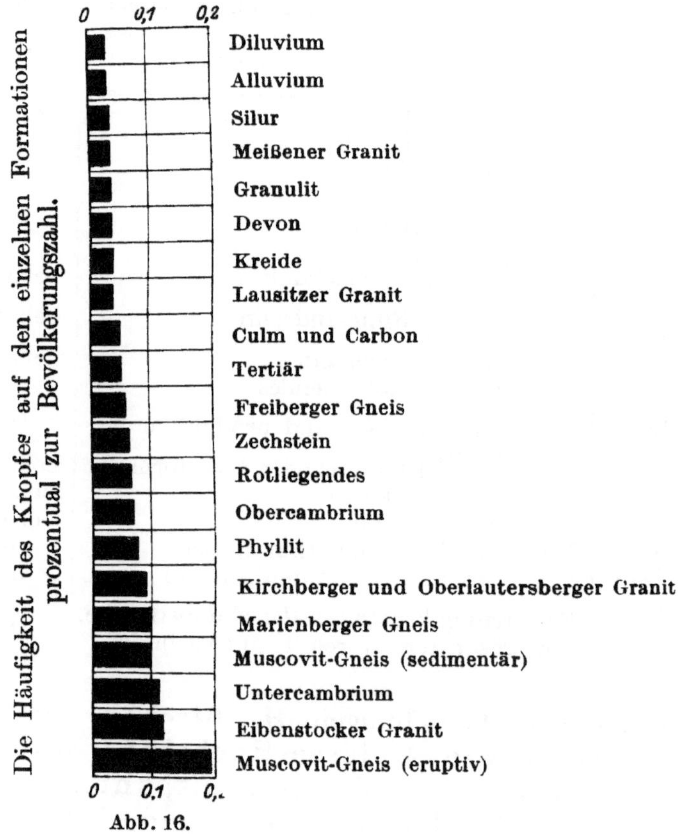

Abb. 16.

Unsere eigenen Studien in Bayern zeigten uns, daß auch für unser Land die Bircherschen Ansichten über den durchaus gesetzmäßigen Zusammenhang zwischen geologischer Formation und Kropfhäufigkeit nur zum Teil Geltung haben.

Hier sei eine kurze Übersicht über die geologischen Formationen der einzelnen vornehmlich von Kropf befallenen

[1]) E. Hesse, Die Verbreitung des Kropfes im Königreich Sachsen mit besonderer Berücksichtigung der geologischen Verhältnisse. Archiv f. klin. Med. 102, 217 [1911].

Bezirksämter gegeben. Wir entnahmen sie den geologischen Karten von Gümbel und Lepsius und vermieden, allzusehr in Details einzugehen.

Wir beginnen mit dem für die Beurteilung dieser Streitfragen wichtigsten Gebiet, dem Bayerischen Wald.

Stark von Kropf befallen ist das Bezirksamt Wegscheid; besonders hervorzuheben sind die an dem linken Donauufer gelegenen Orte Erlau, Obernzell, Gottsdorf. Hier findet sich nur **reines Urgestein,** wie überhaupt im ganzen Bezirk nur **Urgestein** vorkommt (s. S. 29 und 30).

Das nördlich anschließende Bezirksamt Wolfstein zeigt ebenfalls **Urgestein** mit wenig Eruptiva. Es ist gleichfalls stark von Kropf befallen (s. S. 31 und 32).

Das Bezirksamt Passau zeigt wiederum ein starkes Kropfvorkommen. Der mittlere größere Teil der südlichen Hälfte zwischen Inn und Donau besteht hauptsächlich aus Diluvium, daneben etwas Meeresmolasse (nach der Ortenburger Gegend zu). Im östlichen kleineren Teil kommt nur **Urgestein** vor. Der nördliche Teil und der Untergrund von Passau selbst besteht aus **Urgestein** und Diluvium.

Im Bezirksamt Grafenau, wo die Kropfkrankheit eine ziemlich beträchtliche ist, findet sich **nur Urgestein.**

Das Bezirksamt Regen ist relativ stark vom Kropf befallen; seine Formation besteht aus **Urgestein** und **Eruptiva.**

Im kropfreichen Bezirksamt Viechtach finden wir ebenfalls **Urgestein** und **Eruptiva.**

Dasselbe gilt von den Bezirksämtern Cham und Kötzting.

Das etwas schwächer befallene Bezirksamt Bogen zeigt vornehmlich **Urgestein,** daneben **Süßwassermolasse** und Diluvium.

Das an das Passauer Bezirksamt angrenzende Bezirksamt Vilshofen ist teilweise ziemlich stark befallen. Nördlich der Donau befindet sich **Urgestein und Diluvium.** Südlich der Donau in der östlichen Hälfte Diluvium, Meeressand, Jura, Kreide; in der westlichen Hälfte Diluvium und Süßwassermolasse. Das besonders befallene Söltenau liegt im Bereich des Meeressandes, das gleichfalls stark befallene Ortenburg auf Meeressand, Pliocän und Diluvium.

Auf beiden Seiten der Donau liegt das relativ reichlich befallene Bezirksamt Deggendorf. Auf der linken Donauseite findet sich vorwiegend Urgestein, nördlich der Stadt Deggendorf etwas Diluvium; die Stadt Deggendorf liegt im Alluvium am Rande des Urgesteins.

Das weniger befallene Bezirksamt Straubing zeigt vornehmlich Diluvium und daneben viel Süßwassermolasse.

Im Bezirksamt Regensburg herrscht das Diluvium vor. Daneben finden sich Süßwassermolasse, Kreide und Jura am Donausteilrande. Die Stadt Regensburg selbst liegt auf Diluvium.

Die an den Inn angrenzenden, mäßig mit Kropf befallenen Bezirksämter Griesbach und Pfarrkirchen liegen im wesentlichen auf Diluvium und Tertiär (Süßwassermolasse).

Daneben liegt das ebenfalls mäßig befallene Bezirksamt Eggenfelden. Hier finden wir Tertiär und Diluvium.

Die ganze eigentliche schwäbisch-bayerische Hochebene besteht überhaupt bis an die Donau heran aus Diluvium und Tertiär (Flinz). Hier kann von einer Kropfepidemie nicht gesprochen werden.

Innaufwärts liegt das ziemlich stark befallene Bezirksamt Altötting größtenteils auf **Diluvium,** im nördlich vom Inn gelegenen Teile vorzugsweise auf Tertiär **(Süßwassermolasse).**

In dem angrenzenden Bezirksamt Mühldorf findet man Diluvium und Tertiär.

Nördlich schließt sich das stärker befallene Bezirksamt Laufen an Altötting an; es liegt fast ausschließlich auf Diluvium, daneben findet sich Tertiär.

Ins Hochgebirge reicht das stark befallene Bezirksamt Berchtesgaden. Dort herrscht Trias vor; daneben im Süden etwas Jura, im Norden Flysch.

In dem stark befallenen Bezirksamt Traunstein finden wir im südlichen Teil Trias und Jura, im nördlichen Diluvium und Tertiär (hauptsächlich Flysch). Die mäßig befallene Stadt Traunstein liegt auf Tertiär (Süßwassermolasse), das stark befallene Bergen im Diluvium und Flysch, die kropfreichen Orte Marquartstein, Unterwessen und Oberwessen im Gebiet von Trias und Jura, das gleichfalls kropfreiche Reit im Winkel auf Tertiär (Flysch), rings umgeben von Trias.

Auch das Bezirksamt Rosenheim ist besonders in seiner nördlichen Hälfte stark von Kropf befallen. Hier herrscht Trias vor, daneben Jura, im nördlichen Teil ist zu beiden Seiten des Inn Diluvium vorwiegend, daneben Tertiär. Das besonders stark befallene Asten liegt mitten in der Trias.

Stark von Kropf befallen ist das angrenzende Bezirksamt Miesbach. Im südlichen Teile herrscht Trias vor, im Norden gleichmäßig verteilt Tertiär (zum Teil Süßwassermolasse, zum Teil Eozän) und Diluvium.

In dem stark befallenen Bezirksamt Wolfratshausen ist ausschließlich **Diluvium** anzutreffen.

Nördlich liegt der ziemlich stark befallene Ort Aying im Diluvium, scharf an der äußeren Grenze der Moränen des Inngletschers.

Das angrenzende Bezirksamt Tölz ist namentlich in seinem südlichen Teile sehr kropfreich. Dort herrscht Trias vor; im nördlichen, schwächer befallenen Teil Diluvium und Eozän. Lenggries liegt auf der Grenze zwischen beiden Teilen im Alluvium größtenteils von Trias umgeben. Die besonders stark befallenen Vorderries und

Jachenau liegen beide auf Alluvium in breiten in die Trias eingeschnittenen Tälern.

In dem rechts vom Mangfallflusse stärker, sonst mäßig befallenen Bezirksamt Aibling liegt unter den Glazialschottern Süßwassermolasse.

Die nördlicher gelegenen Bezirksämter Ebersberg und Wasserburg sind mäßig befallen und zeigen vornehmlich Diluvialschotter, daneben Moränen.

Weiter nördlich findet sich, gleichfalls mäßig befallen, das Bezirksamt Erding vornehmlich auf Diluvium; ferner auf Alluvium und Tertiär (Süßwassermolasse).

Das Bezirksamt Garmisch ist besonders in seinem südlichen Teile stark befallen; hier findet sich Trias. Garmisch selbst liegt zwar im Alluvium, ebenso Obergrainau usw., jedoch von Trias umgeben; in dieser liegt auch das stark befallene Ettal. Der nördliche Teil zeigt Jura, viel Tertiär und Diluvium; Ober- und Unterammergau liegen im Alluvium.

Das Bezirksamt Füssen ist gleichfalls stark befallen. Dort finden sich Trias und Jura.

Das stark befallene Bezirksamt Markt Oberdorf liegt größtenteils auf Diluvium, der kleinere Teil auf Tertiär (Süßwassermolasse), Leuterschach auf Alluvium, in der Nähe Meeresmolasse; Ruderatshofen liegt im Alluvium, in der Nähe findet sich Meeresmolasse. Stötten liegt auf der Grenze zwischen Meeresmolasse und Diluvium.

In dem mäßig befallenen Bezirksamt Weilheim überwiegt Diluvium, daneben Tertiär.

Das Bezirksamt Schongau ist mäßig befallen. Es liegt auf Diluvium und Tertiär (Süßwassermolasse), im äußersten Süden auf Eocän, Jura und Trias. Die Stadt Schongau liegt in der Meeresmolasse.

Das stark befallene Bezirksamt Sonthofen zeigt im Nordwesten Tertiär und Kreide, im Süden und Südosten Trias und alpinen Jura. Oberstdorf liegt im Alluvium.

Das ganze stark befallene Lindauer Bezirksamt ist vorwiegend Tertiär. Der Zipfel gegen den Bodensee zeigt Miozän und Meeresmolasse; nach der Tiroler Grenze zu findet sich Oligozän (Süßwassermolasse), nach der württemberger Grenze hin etwas Diluvium.

Das Bezirksamt Kempten ist mäßig befallen. Es liegt zum Teil auf Diluvium, zum Teil auf Tertiär resp. Süßwassermolasse. Der stark befallene Ort Kreuztal in **Süßwassermolasse.**

Das Bezirksamt Kaufbeuren, welches mäßig befallen ist, liegt vorwiegend über Diluvium, daneben findet sich Süßwassermolasse. Waalhaupten, ein stark befallener Ort des Bezirks, liegt mitten im **Diluvium.**

Das Bezirksamt Mindelheim, welches mäßig befallen ist, liegt zur Hälfte im Diluvium, zur Hälfte auf Süßwassermolasse. Die stark befallene Stadt Mindelheim liegt im Alluvium, ebenso das stark befallene Wörishofen nahe der Süßwassermolasse.

Das mäßig befallene Bezirksamt Memmingen liegt auf Diluvium und Süßwassermolasse, die stärker befallene Stadt Memmingen im Alluvium, umgeben von Diluvium und Süßwassermolasse.

Ganz dieselben Verhältnisse finden sich im Bezirksamt Krumbach und Neu Ulm.

In dem mäßig befallenen Bezirksamt Schwabmünchen finden wir Diluvium, Alluvium und Süßwassermolasse, ebenso im Bezirksamt Augsburg und Wertingen.

Das Lechtal im unteren Teile bietet ein erhebliches Interesse. Es findet sich da eine breite Alluvialebene, rechts und links Höhen aus Diluvium und Süßwassermolasse. Die stark befallenen Orte Ellgau, Nordendorf, Westendorf, Ostendorf, Meitingen usw. liegen in der Alluvialebene und beziehen ihr Wasser aus Pumpbrunnen, die dort bis ins Grundwasser gehen.

Das befallene Bezirksamt Dinkelsbühl zeigt an der württembergischen Grenze Trias (**Keuper**), im östlichen Teile **Keuper** und schwarzen Jura.

Im wenig befallenen Bezirksamt Feuchtwangen finden wir nur Keuper.

Am Westabhange der Frankenhöhe sind im Bezirksamt Rothenburg o. T. einige stark vom Kropf befallene Orte gelegen: Diebach, Bellershausen, Östheim. Diese liegen alle auf unterem **Gipskeuper.** Der ganze Bezirk Rothenburg zeigt außerdem größtenteils **Keuper**, auflagernd auf Muschelkalk, der von Rothenburg an im Taubertale abwärts zutage tritt.

Das mäßig befallene Bezirksamt Uffenheim ist vorherrschend auf Keuper, daneben auf Muschelkalk gelegen. Das früher stark befallene Windsheim liegt im Gipskeuper.

Das Bezirksamt Lauf ist mäßig befallen. Es liegt in seiner nördlichen größeren Hälfte im Keuper, die südliche kleinere Hälfte auf Diluvium.

Ein geringes Befallensein zeigt ferner der südliche Teil des Bezirksamtes Sulzbach und der nördliche des Bezirksamtes Neumarkt. Beide liegen auf der Jurahochfläche.

Besonderes Interesse bieten einige Städte, bei denen der Kropf nachweislich in Rückgang begriffen ist, ohne daß sich die äußeren Verhältnisse wesentlich geändert haben. Von diesen sei Iphofen genannt. Es liegt auf **Keuper.**

Einige weitere besonders von Kropf befallene Orte in Unterfranken seien hier angeführt: Zell bei Haßfurt auf **Keuper** gelegen, Erlenbach und Neuenbuch auf Muschelkalk, Hohn auf Buntsandstein und Strahlsbach auf Muschelkalk.

Endlich fällt noch im Nordosten Oberfrankens das Bezirksamt Rehau auf; dort finden sich in absteigender Verbreitung Cambrium, Phyllite und Devon.

Aus dieser Übersicht ersieht man, daß auch in **Bayern** genau so wie in Sachsen die Bircherschen Gesetze **nur bedingte Geltung** haben. Vor allen Dingen sind unsere Befunde von häufigem **Kropfvorkommen innerhalb der Urgesteinsgebiete des Bayerischen Waldes** ebenso den Bircherschen Tabellen widersprechend wie die Beobachtung von Hesse, der auf Granit die größte Kropfhäufigkeit sah. Auch die auf den anderen Formationen (Keuper, Süßwassermolasse, Diluvium) gelegenen Orte, die nach Bircher frei sein sollen, zeigen bei uns manchmal sogar ein sehr beträchtliches Befallensein.

Gerade bei der Betrachtung eines größeren Gebietes wie Bayern drängt sich die Überzeugung auf, daß das Wasser aus ein und derselben Gesteinsart in der einen Gegend Kropf erzeugt, in der anderen unschädlich ist. Auch in Sachsen hat ja Hesse an den gleichen Graniten verschiedener Gegenden dieselben Beobachtungen gemacht. Wir finden an den Urgesteinen Niederbayerns und der Oberpfalz ähnliche Verhältnisse. Auch dort liegen bei der gleichen Gesteinsart einerseits stark von Kropf befallene Gebiete, andererseits schwach oder gar nicht befallene vor.

Ferner sieht man an zahlreichen Orten unseres Materials, in denen nach einwandfreien Mitteilungen trotz gleichbleibender äußerer Verhältnisse die Zahl der Kropferkrankungen ständig abnahm, ja sogar vollkommen schwand, folgendes: **Es ist nicht die geologische Formation das Primäre, Ausschlaggebende für die endemische Verbreitung des Kropfes, sondern die Infektion des Wassers,** die allerdings durch gewisse Gesteinsarten begünstigt werden kann, aber nicht nach starren Gesetzen. Das am meisten fördernde Element scheint uns das **Gebirge an sich** zu sein. Denn aus unseren beiden Karten geht übereinstimmend hervor, daß das Maximum der Kropfverbreitung in gebirgigen Gegenden liegt und daß sie nach der Ebene zu abnimmt[1]).

[1]) Es mag sein, daß in einem Hochgebirgslande wie in der Schweiz die von uns beobachteten Verhältnisse weniger scharf zum Ausdruck kommen. Jedoch möchten wir nochmals darauf hinweisen, daß selbst für die Schweiz die absolute Gesetzmäßigkeit des Bircherschen Schemas durch die überaus zahlreichen Untersuchungen Kochers und seiner Schüler als nicht völlig zu Recht bestehend hingestellt wird.

Sechstes Kapitel.

Einiges über Kropf bei Tieren.

Auf das Vorkommen von Kropf bei Tieren finden sich bei zahlreichen Autoren Hinweise; namentlich wird allenthalben berichtet, daß er in kropfbefallenen Gegenden relativ häufig auftrete (s. bei Bircher, Ewald u. a.). Wir unterlassen es, unter Hinweis auf die genannten Autoren, die Beispiele, welche sich durch die ganze Literatur hindurchziehen, nochmals wiederzugeben. Wir beschränken uns auf die Anführung weniger Fälle gehäuften Kropfvorkommens unter Tieren, die von ganz besonderem epidemiologischen Interesse sind und bis jetzt noch keinen Eingang in die Literatur fanden.

Das gilt zunächst von einer von Th. Adam beschriebenen Kropfendemie bei **Pferden** in Augsburg[1]). Dieser berichtet, daß dort in gewissen Ställen sich bei diesen Tieren eine mehr oder minder große Schwellung der Schilddrüse geltend machte, welche auf Jodapplikation zurückging.

Es waren nur die Ställe in der östlichen und nordöstlichen Umgebung der Stadt, in denen die Pferde, die von auswärts ohne Kropf ankamen, kropfig wurden. Diese-Ställe liegen in der Nähe des Lechufers. Auf der Westseite der Stadt, in dem Gebiete der Wertach, erkrankten die Pferde nicht an Kropf.

Auch bei **Hunden** beobachtete Adam dort sehr große Kröpfe, die jeder Behandlung Trotz boten und schließlich zu Atembeschwerden führten.

Uns liegen gleichfalls aus derselben Gegend, in der unter den Menschen eine ganz besonders ausgesprochene Kropfendemie besteht (s. S. 60ff. und S. 78), eine Reihe von Beobachtungen von Kropfvorkommen bei Tieren, namentlich Hunden, vor. Damit stimmt die von Adam zitierte Mitteilung des Bezirkstierarztes Mussgnug überein, daß in den am Lech gelegenen Ortschaften von Augsburg bis zu dessen Einmündung in die Donau ganz das gleiche Verhältnis wie in Augsburg selbst bestehe,

---

[1]) Th. Adam, Über das enzootische Vorkommen des Kropfes bei Pferden in Augsburg, Wochenschr. f. Tierheilkunde u. Viehzucht 1876, Jhrg. XX, Nr. 2, S. 13.

indem in den am linken Lechufer gelegenen Orten sich der Kropf bei Tieren häufig zeige, während in den rechterseits gelegenen Dörfern dies nicht der Fall ist.

Adam erwähnt ferner die wichtige Beobachtung, daß keineswegs alle Pferde der befallenen Ställe Schilddrüsenschwellungen bekommen, sondern daß bei gleicher Dauer des Aufenthaltes stets etwas mehr als die Hälfte verschont bleibt, was daher bei den betreffenden Tieren eine besondere Disposition zur Akquisition des Kropfes voraussetzt. Es liegt also hier eine Immunität gewisser Pferde gegen die alle in gleicher Weise treffende Noxe vor. Interessant ist die weitere Beobachtung von Adam, daß bei vielen jungen Hunden eine bedeutende Anschwellung der Schilddrüse sehr häufig beobachtet wird. Dieser Kropf geht aber während der Entwicklung des Tieres wieder zurück. Wir finden hier ein sehr gutes Analogon zu der Durchseuchung der Kinder in Kropfgegenden. Diese erreicht zuweilen eine Höhe von 80—90 Prozent, was übrigens schon Kocher feststellen konnte; wir konstatierten ferner, daß bis etwa zum 10. Jahre die Häufigkeit des Befallenseins zunimmt, von da an aber eine beträchtliche Abnahme festzustellen ist.

Recht bemerkenswert scheinen uns nun neuere Befunde Gaylords[1]) über das Vorkommen von Kröpfen bei **Fischen**. Es handelt sich hier um eine Krankheit, die namentlich in Nordamerika in der Umgebung von Buffalo verheerend auftritt, aber nach mündlicher Mitteilung von Prof. Hofer (München) auch bei uns vorkommt. Diese Fischkrankheit besteht nach Gaylord in einer Schilddrüsenhyperplasie in Form eines gutartigen Kropfes, der aber vielfach krebsig entarten kann. Sehr auffallend ist hier die Infektion ganz bestimmter Teiche und weiter fällt es auf, daß in diesen Teichen nur eine gewisse Anzahl von Fischen befallen wird. Diese Immunität ist oft ganzen Fischstämmen eigen. Es kommt vor, daß frische Besätze in ausgesprochenen Kropfteichen gar nicht erkranken. Andere Individuen zeigen ein Rückgehen des Kropfes, überstehen die Krankheit und sind dann immun; bei anderen allerdings schreitet der Kropf rapid fort. Recht wichtig ist, daß Teiche, die hintereinander liegen, so daß der Abfluß des ersten in die folgenden gelangt, so befallen sind, daß die weiter nach unten gelegenen Teiche einen viel höheren Prozentsatz von erkrankten Fischen aufweisen:

Zuflußwasser oberhalb des Teiches	Fische frei
1. Teich	3 % kropfig
2. „	8 % „
3. „	45 % „
4. „	84 % „

Ferner zeigt Gaylord in histologischen Untersuchungen, daß die Kröpfe der Warmblüter einerseits und der Fische andererseits gleichartig gebildet sind. Er tränkte endlich Hunde und

[1]) Gaylord s. b. M. Plehn, Über Geschwülste bei niederen Wirbeltieren. Travaux de la deuxième Conférence internationale pour l'étude du Cancer, Paris 1910.

Ratten mit dem Wasser der Kropfteiche und sah danach eine beträchtliche Vergrößerung der Schilddrüse.

Es gelang übrigens Gaylord die infektiöse Krankheit dadurch zu bekämpfen, daß er dem Wasser der Kropfteiche Sublimat in Verdünnung von 1 : 5 Millionen zusetzte.

Ferner wurde von Gaylord Arsen und Jod mit Erfolg angewandt. Jod hatten schon Marine und Lenhard, wie Aschoff[1]) anführt, zu gleichem Zwecke gebraucht. Letztere waren nach Aschoff überhaupt die ersten, welche basedowähnliche Strumen mit Kropfwasser experimentell bei Fischen erzeugten.

Aschoff, dem Präparate von Gaylord vorlagen, weist an der Hand derselben auf die große anatomische Ähnlichkeit der von Gaylord experimentell an Fischen und Hunden erzeugten Kröpfe mit der Basedowschilddrüse des Menschen hin. Er kann sich der Ansicht Gaylords, daß es sich bei den Fischstrumen um carcinomatöse Bildungen handelt, nicht anschließen.

M. Plehn[2]) weist mit Recht darauf hin, daß es außerordentlich wichtig ist, solchen Tierkrankheiten die intensivste Aufmerksamkeit zuzuwenden. Hängen doch eine Menge volkswirtschaftlicher, hygienischer und allgemein pathologischer Fragen damit zusammen!

[1]) Aschoff, Demonstrationen von Präparaten des Prof. Gaylord (Buffalo) betreffend die künstliche Erzeugung von Kröpfen bei Fischen und Hunden. Freiburg. Medizin. Gesellsch. Sitzung vom 3. Juni 1912. Deutsche med. Wochenschr. 1912. Jahrg. 38, Nr. 25, S. 1214.

[2]) M. Plehn, Über Geschwülste bei Kaltblütern. Wien. klin. Wochenschr. 1912, Jahrg. XXV, Nr. 19, S. 691.

Siebentes Kapitel.

Experimentelle Untersuchungen.

Daß das Wasser für die Verbreitung des endemischen Kropfes der ausschlaggebende Faktor ist, wurde schon von den alten Ärzten vermutet und im Laufe der Zeit mehr und mehr zu einer feststehenden Tatsache.

Der neueren Zeit blieb es vorbehalten, auch hier rein experimentell vorzugehen. Auf die älteren Tränkungsversuche von Klebs, Bircher sen., Lustig und Carle sind wir schon im ersten Kapitel kurz eingegangen. In neuester Zeit haben vornehmlich Bircher jun.[1]) unter der Leitung von Wilms, sowie Breitner[2]), Repin[3]) u. a. Tränkungsversuche mit Kropfwasser ausgeführt mit dem Erfolge, daß besonders bei Ratten, dann aber auch bei anderen Tieren, die viel Wasser zu sich nehmen, wie Hunden, Affen usf., Schilddrüsenvergrößerungen nach monatelanger Fütterung zu konstatieren sind.

Ein recht instruktives Experiment am Menschen teilt in der letzten Zeit Breitner mit: Aus kropffreier Gegend wandert eine Streckenwärterfamilie ein und benutzt das Wasser eines ausgesprochenen Kropfbrunnens. Vater, Mutter und sämtliche 7 Kinder bekamen Verdickungen des Halsumfanges. Breitner gab den Rat, das Wasser des Brunnens nur in gekochtem Zustande zu genießen. Schon nach 4 Wochen war der Halsumfang bei den einzelnen Familienmitgliedern deutlich geringer geworden, wie folgende Tabelle zeigt:

Christl	24 1/2	gegen	26
Rudolf	26	„	28
Leopold	29,2	„	30 1/2
Joseph	28,2	„	30,2
Adalbert	27,4	„	28
Therese	28,8	„	30 1/2
Anna	31	„	32
Vater	37	„	38
Mutter	33	„	33

---

[1]) Bircher jun., l. c.

[2]) Breitner, Über die Ursache und das Wesen des Kropfes. Wiener klin. Wochenschr. 1912, S. 82.

[3]) Repin, Goître expérimental. Compt. rend. de la Soc. de Biol. 1911, No. 27.

Später trank die Familie das Wasser wieder ungekocht, und es nahm der Halsumfang sofort wieder zu.

Breitner hat gleichfalls Rattenversuche angestellt. Von 19 mit dem Wasser des Kropfbrunnens getränkten Ratten hatten nur zwei eine deutliche Struma, zwei bis zweieinhalbmal so groß als normal, vier hatten eine diffuse Vergrößerung der Schilddrüse, bei 20 Kontrolltieren fand Breitner keine Vergrößerung. Auch bei Hunden erhielt er mit dem Kropfwasser positive Resultate.

Wir selbst haben gleichfalls Versuche an Ratten angestellt, die noch weiter geführt werden. Nach dreimonatiger Dauer des Versuchs waren die Resultate keine einheitlichen.

Auch Schlagenhaufer und Wagner von Jauregg[1]) haben in der letzten Zeit negative Resultate erhalten. Sie tränkten eine Reihe von Hunden mit Wasser, das ihnen nach Wien von einem Kropfbrunnen aus Steiermark zugesandt wurde. Um die hypothetischen Mikroorganismen anzureichern, bedienten sie sich des von Ficker zur Anreicherung der Typhusbacillen angegebenen Verfahrens (Versetzen mit Calciumchlorid und Natriumphosphat). Die dabei gewonnenen Niederschläge wurden den Hunden gefüttert, ohne Erfolge zu erzielen.

Daß ausgesprochene Kropfwässer nach der Versendung über weitere Strecken ihre Wirksamkeit ganz oder teilweise verlieren, geben die meisten Autoren an. Wir müssen uns den Kropferreger als Parasiten vorstellen, der außerordentlich scharf auf Wässer von bestimmten Eigenschaften eingestellt ist. Dafür spricht schon die von allen Seiten beobachtete Vorliebe für Gewässer bestimmter Gegenden und für gewisse Gesteinsarten. Daß ein solches Gebilde zugrunde geht, wenn die Eigenschaften eines Wassers, wie das bei der Entnahme und Versendung in Gefäßen nicht zu vermeiden ist, sich weitgehend ändern, ist nicht wunderbar. Bekanntlich pflegt ja eine starke Keimvermehrung infolge des Wucherns der Saprophyten bei allen derartigen Transporten vonstatten zu gehen, und die Wiener Autoren geben ja auch für ihr Wasser direkt an, daß die Keimzahl besonders im Sommer eine sehr hohe war. Wenn man bedenkt, daß es fast unmöglich ist, aus infiziertem Brunnenwasser, welches zur Untersuchung vorher weitere Strecken versandt wurde, Typhusbacillen zu züchten, obgleich wir doch hierfür sehr gute Nachweismethoden haben, so darf es nicht wundernehmen, daß so hochempfindliche Gebilde, wie die Kropferreger es sicherlich sind, ganz oder zum größten Teile bei Versendung des Wassers über weitere Strecken vernichtet werden.

Es wäre sehr zu wünschen und für die Erforschung der Kropfätiologie zweifellos sehr zweckdienlich, wenn weitere Tränkungsversuche mit Wässern der verschiedensten Provenienz an möglichst vielen Orten ausgeführt werden würden. Allerdings sind wir mit Ewald der Ansicht, daß für eine ganz einwandfreie Beantwortung der

[1]) Schlagenhaufer und Wagner v. Jauregg, Beiträge zur Ätiologie und Pathologie des endemischen Kretinismus. Wien 1910.

Frage versucht werden müßte, kropffreie Tiere in nahegelegener kropffreier Gegend mit Kropfwasser zu tränken, daß aber jedenfalls Versuchstiere benützt werden sollten, die nicht aus Kropfgegenden stammen. E. Bircher hält diese Forderung zwar für zu weitgehend. Wir können uns aber seinen Argumenten nicht anschließen.

E. Bircher schreibt: ,,Es ist klar, daß man, um ein objektives Resultat zu erhalten, die Versuche an Tieren vornehmen soll, die aus absolut immuner Gegend entstammen, andererseits sollten aber auch Tiere zur Verwendung kommen, bei denen schon bei den Aszendenten ein Struma eventuell vorhanden gewesen ist, so daß eventuell eine gewisse Disposition für die betreffenden Tiere vorhanden sein dürfte. Es kann sich auch nicht um große Zahlen von Versuchen handeln, sondern um kleinere Reihen ...“

Nach unserer Ansicht ist gerade das Gegenteil der Fall. Denn es sind zweifellos im kropffreien Flachland lebende Rassen, wie man durch zahlreiche Beispiele belegen kann, besonders empfänglich. Kommen junge Individuen in eine Gegend mit Kropfwasser, so pflegen sie überaus rasch und gründlich Kropf zu akquirieren (s. z. B. die Epidemie in der Festung Silberberg S. 2 und die zahlreichen Beispiele in unserem eigenen Material Kapitel 2 und 3). Wenn aber, wie wir sehen, in einer Kropfgegend fast alle Kinder befallen sind und von den erwachsenen Individuen sehr viel weniger, so muß eben bei einer derartigen Rasse in einer sehr großen Anzahl von Fällen eine beträchtliche Immunität gegen die Kropfnoxe vorhanden sein, so daß der Krankheitsprozeß vom 10. Jahre ab in stetem Rückgang begriffen ist. Diese Regeln gelten natürlich auch für die Tiere, und zwar in erhöhtem Maße; denn man sieht in Kropfgegenden doch relativ selten kropfbehaftete Tiere.

Schließlich sind wir der Ansicht, daß derartige Versuche um so besser gestützt sind, je größere Zahlen möglichst einwandfreien Materiales vorliegen.

Zahlreich sind die Versuche verschiedener Autoren, einen Infektionserreger in den Kropfwässern nachzuweisen. Es seien hier die Versuche von Klebs, der größere Infusorien (Naviculae) als Kropferreger ansah, erwähnt. Bircher sen. weist auf das häufige Vorkommen einer Diatomee (Eucyonema) in den Kropfwässern hin. Lustig und Carle fanden einen in allen Kropfwässern konstanten Mikroorganismus, den sie als Kropferreger ansahen.

Zweifellos wäre es verfehlt, wollte man von vornherein das Suchen nach Kropferregern mit der Kochschen Methodik als unnütz außer acht lassen. Doch haben selbstverständlich nur solche Befunde Anspruch auf besondere Beachtung, die den von Koch aufgestellten Forderungen über die Identifizierung eines bestimmten Erregers Genüge leisten. Dabei ist zu bedenken, daß ja in den letzten Jahren das diagnostische Rüstzeug durch eine Reihe neuer Methoden außerordentlich gewachsen ist.

Nun haben sich Kolle[1]) und seine Mitarbeiter bemüht, mit Hilfe dieser neueren Methoden einem etwaigen Kropferreger auf die Spur zu kommen. Wie aus seiner vorläufigen Mitteilung hervorgeht, sind diese Versuche noch nicht abgeschlossen. Bisher wurden, wie Kolle berichtet, die Giemsafärbung, die Versilberungsverfahren bei den Schnittpräparaten, die Dunkelfeldbeleuchtung und andere Hilfsmittel für das Auffinden etwaiger Kropferreger herangezogen. Es wurden die Faeces der Kropfigen und der normalen Menschen auf toxische Darmparasiten vergleichend untersucht. Auch injizierten die Forscher Extrakte aus Strumagewebe, das Blut von Strumakranken oder Extrakte aus Kot, um eventuell spezifische Antikörper gegen den supponierten Kropferreger zu erzielen. Alle Versuche verliefen bisher negativ. Auch die Überempfindlichkeitsreaktionen und die Komplementbindung führten bisher zu keinem Resultate. Ebenso konnte der Kropf nicht auf andere Tiere übertragen werden.

Auch wir glaubten, die Suche nach einem eventuellen Kropferreger mit Hilfe der uns zurzeit zur Verfügung stehenden Reaktionen aufnehmen zu müssen.

Wir stellten uns zunächst durch monatelang fortgeführte intravenöse Injektionen mit stets steigenden Dosen von Kropfwasser spezifische Kaninchensera her. Zu diesen Injektionen waren Wässer aus zwei ganz verschiedenen Kropfgegenden verwendet worden. Sie wurden unter Eispackung in einem besonders konstruierten Kasten nach dem Laboratorium gesandt.

Das eine Wasser stammte aus dem von Kropf stark befallenen Orte Mittelfrankens Diebach (Bezirksamt Rothenburg o. T.) und wurde aus dem älteren, nachweislich kropferzeugenden Brunnen gewonnen. Daß dieses Wasser außerordentlich kropferregend war, ging daraus hervor, daß die Einwohner des Ortes, die es früher sämtlich gebraucht hatten, stark von Kropf befallen waren, und daß auch die von einer kropffreien Gegend eingewanderte Lehrersfamilie durch den Genuß dieses Wassers mit Ausnahme des Lehrers selbst von Kropf befallen wurde. Das aus den älteren Brunnen stammende Wasser war schon am Orte der Entnahme bakterienreich. Doch konnten außer den gewöhnlichen Wasserkeimen pathogene Mikroorganismen irgendwelcher Art nicht darin nachgewiesen werden.

Das andere Kropfwasser, welches wir verwandten, stammte aus Ellgau in der Lechebene (Regierungsbezirk Schwaben und Neuburg). Es wurde einem in das Grundwasser geschlagenen eisernen Pumpbrunnen entnommen und war, wie wiederholte Untersuchungen zeigten, von zufälligen Verunreinigungen abgesehen, an Ort und Stelle ganz steril.

Die Kaninchen vertrugen die Injektionen, zu denen später sehr große Wassermengen verwandt wurden, gut. Es wurde ihnen schließlich

[1]) W. Kolle, Über Ziele, Wege und Probleme der Erforschung des endemischen Kropfes. Vortrag, gehalten auf der Jahresversammlung des schweizer. Ärztetages in Bern am 11. Juni 1909. Korrespondenzbl. f. Schweiz. Ärzte 1909, Nr. 17.

Blut steril entnommen und mit den Kropfwässern als Antigen Komplementbindungsversuche angestellt. Die Kropfwässer wurden vorher mit Kochsalz versetzt, so daß eine 0,9 proz. isotonische Flüssigkeit entstand. Zunächst waren mannigfache Abstufungen in fallenden Dosen anzulegen, damit Eigenhemmungen nach Möglichkeit vermieden wurden.

Wir fanden nun, daß bei Berücksichtigung aller Fehlerquellen zweifellos Proben sich ergaben, bei denen im Vergleich zu den Kontrollröhren Hemmungen der Hämolyse zu konstatieren waren, die nur auf eine spezifische Bindung von Antigen und Antikörper zurückgeführt werden konnten. Dieses Phänomen war am deutlichsten ausgebildet, wenn wir das Wasser aus Diebach mit dem Serum der mit diesem Wasser behandelten Kaninchen zusammenbrachten.

Die Versuche sagen uns zunächst lediglich, daß wir in dem Serum der mit dem Kropfwasser behandelten Kaninchen Antikörper gegen die Mikroorganismen dieses Wassers herstellen konnten. Leider waren wir bisher aus äußeren Gründen nicht in der Lage, diese Versuche am Entnahmeorte des keimfreien Kropfwassers anzustellen. Es wäre aber dringend erwünscht, daß derartige Versuche mit ganz sterilen Kropfwässern wiederholt würden, und wir werden in dem achten Kapitel auf die Notwendigkeit systematischer Untersuchungen hin mit den verschiedensten Methoden noch zu sprechen kommen.

Herr Dr. Stötter nahm mit dem Serum des vorbehandelten Tieres und dem dazugehörigen Wasser folgende Kurve (Abb. 17) mittels der an anderen Orten beschriebenen Epiphaninreaktion[1]) auf, die einen deutlichen Ausschlag gab. Auch dies weist zunächst nur auf das Vorhandensein von Mikroorganismeneiweiß und darauf reagierende Antikörper hin.

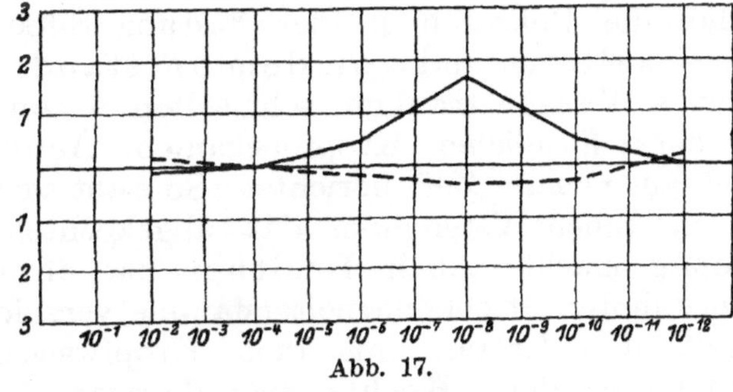

Abb. 17.

Kropfserum und Erlanger Wasser.

Antigen + Serumverd.	10^{-2}	= +0,2 ccm
„ „	10^{-4}	= +0 ccm
„ „	10^{-6}	= −0,3 ccm
„ „	10^{-8}	= 0,4 ccm
„ „	10^{-10}	= −0,2 ccm
„ „	10^{-12}	= +0,3 ccm

Kropfserum und Wasser von Diebach.

Antigen + Serumverd.	10^{-2}	= −0,1 ccm
„ „	10^{-4}	= +0 ccm
„ „	10^{-6}	= +0,5 ccm
„ „	10^{-8}	= +1,6 ccm
„ „	10^{-10}	= +0,4 ccm
„ „	10^{-12}	= −0,1 ccm

Das Kropfwasser wurde mit 0,1 ccm einer 1 : 1000 verdünnten Antikenotoxinlösung versetzt. Vom Antigen kamen jeweils 1 ccm, von den verschiedenen Serumverdünnungen je 0,1 ccm in Anwendung.

[1]) W. Weichardt, Berl. klin. Wochenschr. 1911, Nr. 43, S. 1935.

Mit dem steril gewonnenen Serum der behandelten Kaninchen versetzten wir in Ellgau steril entnommenes Wasser im Verhältnis 1 : 10 bis 1 : 1000 in verschiedenen Abstufungen und gossen nach einiger Zeit hiervon Gelatineplatten. Der Plan unseres Vorgehens war folgender: Wenn, was ja nach den bisherigen negativen bakteriologischen Befunden wahrscheinlich war, die supponierten Kropferreger ultramikroskopische Gebilde wären und überhaupt auf künstlichen Nährböden nur langsam und wenig Wachstum zeigen sollten, so konnte man vielleicht hoffen, eine Wachstumsförderung dadurch zu erzielen, daß man durch agglutinierendes Serum eine gewisse Anhäufung der Gebilde an einer Stelle finden könnte. Wir dachten, auf diesem Wege vielleicht Trübungen in beträchtlicheren Wassermengen oder Trübungen in Kulturmedien zu erzielen resp. kolonieartiges Wachstum auf den Gelatineplatten hervorzurufen, weil eine größere Anzahl der supponierten, saprophytisch wachsenden Gebilde dann an einer Stelle der Platte zur Aussaat kämen. Leider waren Gebilde von derartigen, die Auffindung erleichternden Eigenschaften bisher nicht wahrzunehmen. Wir werden aber am Orte eines sterilen Kropfwassers diese Versuche von neuem aufnehmen und unter Verwendung der verschiedensten Infuse weiter versuchen, in Flüssigkeiten Konglomeratwachstum zu erzeugen.

Alle derartige Versuche können unseres Erachtens zu endgültigen Resultaten nur führen, wenn die Möglichkeit gegeben ist, dicht neben einem Kropfwasser mit der neuzeitlichen Methodik alle Versuche zu wiederholen. Am besten wird sich hierfür ein Kropfwasser eignen, welches von Hause aus steril ist, wie es uns (s. w. u.) in Ellgau zur Verfügung steht.

Wie wir schon eingangs erwähnten, macht bereits Hancke darauf aufmerksam, daß die Rekruten in der Festung Silberberg, welche abgekochtes, erkaltetes und von dem entstandenen Bodensatz abgeklärtes Wasser tranken, sehr selten Anschwellungen des Halses und nie einen förmlichen Kropf bekamen. Ähnliche Beobachtungen sind auch aus neuerer Zeit berichtet. So sieht vor allen Dingen Bircher jun. in seinen Versuchen, daß abgekochtes Kropfwasser Tiere nicht kropfig macht. Auch Breitner hat ähnliche Befunde an der bereits erwähnten Streckenarbeitersfamilie verzeichnet. Ferner teilt Repin mit, daß Ratten mit dem Kropfwasser der Quelle St. Pankraz kropfig wurden. Kochte man dagegen das Wasser, so wurde der Kropf nicht so hochgradig. Fällte er die Kalksalze durch Natronlauge aus und fütterte das dann mit Salzsäure neutralisierte Wasser, so blieben diese Tiere von Kropf verschont. Es kann also das kropferregende Agens mit dem Kalk ausgefällt werden. Allerdings sind von Grassi und Munaron [1]) unlängst Versuche veröffentlicht worden, in denen das Kochen nicht genügt haben soll, um das Kropfagens abzutöten. Die Versuche stehen aber mit allen bisherigen Beob-

[1]) Grassi und Munaron, Rendiconti della reale academia dei Lincei. Vol. XII u. XIII. 1903—1904.

achtungen auf diesem Gebiete im Widerspruch und müßten erst von anderer Seite bestätigt werden.

Nach Bircher jun. geht das kropferregende Toxin durch das Berkefeldfilter, während der Rückstand auf dem Filter als atoxisch sich erwies. Auf seine Dialysierversuche wollen wir hier nicht eingehen. Denn sie können ebensowenig wie die Filtrierversuche als Beweis für oder gegen das Vorhandensein lebender Gebilde oder eines gelösten Toxins verwertet werden.

Zweifellos wird das genauere Studium der Kropfwässer zur Entdeckung des Erregers führen. Jedoch glauben wir auf Grund des vorliegenden Materials schon jetzt sagen zu können, daß die Studien zu einem wesentlich anderen Resultate führen werden, als es sich Bircher jun. denkt.

Von größtem Interesse für die Ätiologie von Kropf und Kretinismus scheinen uns Befunde, die Carlos Chagas[1]) bei einer eigenartigen Seuche, der Chagaskrankheit, der **parasitären Thyreoiditis,** in Brasilien erhob.

Chagas fand bei Barbeiros, einer brasilianischen Wanzenart (Conochinus megistus), Flagellaten von Crithidiaform. Bald zeigte sich, daß diese eine Entwicklungsstufe des Trypanosoma minasense Chagas sei, welches der Autor beim Seidenäffchen entdeckte. Läßt man die Wanzen, wie es Oswaldo Cruz ausführte, beim Seidenäffchen saugen, so erzielt man bei ihm eine Blutinfektion. Die Wanze ist also der Zwischenwirt und die Inkubation nach dem Stiche dauert 8 Tage.

Chagas begab sich nun auf die Suche nach dem definitiven Wirt und fand in dem brasilianischen Staate Minas Geraes besonders bei Kindern reichlich die Flagellaten, welche in Rio de Janeiro von der Wanze Barbeiro auf die Äffchen übertragen worden waren. Die Kinder zeigten eine **Schilddrüsenschwellung,** ein gedunsenes Aussehen und zahlreiche Drüsenschwellungen.

Chagas impfte nun mit dem Blute einer Patientin Meerschweinchen und sah in deren Blute sich die Parasiten gleichfalls entwickeln. In deren Lungen war eine Schizogonie mit der Bildung von acht Teilindividuen wahrzunehmen. Überhaupt zeigte sich später, daß die Meerschweinchen viel weniger resistent als der Mensch waren und außerordentlich stark infiziert wurden.

Die übertragenden Wanzen sind in jener Gegend sehr verbreitet und in jeder Hütte anzutreffen. Ihr Stich ist schmerzlos und macht keine Entzündung, so daß zuweilen 20 Tiere an einem Kinde saugend beobachtet wurden, ohne daß dessen Schlaf gestört war. Junge Larven werden mit Wäsche und Gepäck verschleppt.

Bei der Sektion von an Chagaskrankheit gestorbenen Menschen fanden sich in der Lunge Schizogonieformen, welche mit den bei Laboratoriumstieren gefundenen völlig übereinstimmen. Auch im

---

[1]) Carlos Chagas, Ein neuentdeckter Krankheitsprozeß des Menschen. Memorias do Instituto Oswaldo Cruz. Rio de Janeiro, Manguinhos 1911, Tomo III, p. 219.

Innern der Gewebe, im Nervengewebe, in der Hirnrinde, in den zentralen Kernen fand man in cystischen Herden Parasiten, ebenso im Herzen, in der Muskelzelle.

In akuten Fällen findet man im Blute reichlich Flagellaten, die lebhaft beweglich sind und im Mikroskop im hängenden Tropfen wahrgenommen werden können.

In chronischen Fällen ist die Zahl der Parasiten zu gering, als daß sie direkt im Mikroskop nachgewiesen werden könnten. Man muß hier 5—10 ccm Blut auf Meerschweinchen übertragen. Die Tiere sterben nach einer gewissen Zeit, die abhängig ist von der Zahl der übertragenen Parasiten, und in den Lungenausstrichen findet man Schizogonieformen.

Das klinische Charakteristikum des Krankheitszustandes ist eine Insuffizienz der Drüsen mit innerer Sekretion. Als besonders hervorstechendes Symptom ist der Hypothyreoidismus zu nennen; auch Nebenniereninsuffizienz kommt häufig vor. Wie schon bemerkt, tritt die Erkrankung in akuter und chronischer Form auf, die sich durch die Reichhaltigkeit des Blutes an Parasiten unterscheidet.

Die **akute Form** mit reichlichem Parasitenbefund teilt Chagas in zwei Gruppen ein. In der einen ist die Mortalität sehr hoch und diejenigen, welche die Krankheit überstehen, werden in ihrem Nervensystem schwer geschädigt. Es stellt sich Paralyse, Idiotismus oder Imbecillität ein. Bei der zweiten Form ist das Nervensystem unbeteiligt. Die Prognose ist dann günstiger, aber der Patient gerät doch in einen Zustand organischer Minderwertigkeit. Übrigens kommen, wie Chagas betont, Übergänge vor.

Fast alle Kinder in den infizierten Gegenden werden gewöhnlich schon im ersten Lebensjahre von der Schizotrypanuminfektion befallen. Die einen sterben; bei den anderen entwickelt sich die chronische Form.

Die akute Form hat einen absolut konstanten und sehr charakteristischen Symptomenkomplex: es besteht kontinuierliches Fieber bis 40° mit morgendlichen Remissionen. Das Gesicht ist in charakteristischer Weise gedunsen, und es ist **stets eine Hypertrophie der Schilddrüse** vorhanden, die man schon bei Kindern von 2—3 Monaten bemerkt. Das Unterhautzellgewebe ist mukös infiltriert, ähnlich wie bei typischem Myxödem. Ferner bemerkt man konstant allgemeine Lymphdrüsenschwellung, besonders am Halse. Auch die Leber und Milz sind stets vergrößert, aber nie in dem Maße wie bei Malaria. Bei der Sektion findet sich unter anderen Veränderungen die Thyreoidea vergrößert, von fester Konsistenz und sklerosiert.

Die **chronische Form** teilt der Autor in fünf Gruppen ein:

1. pseudomyxödematöse Form;
2. myxödematöse Form;
3. Forma cardiaca;
4. Forma nervosa;
5. chronische Formen mit bestehenden subakuten Erscheinungen.

Die pseudomyxödematöse Form ist gekennzeichnet durch Hypothyreoidismus anatomischer und funktioneller Art. Die Schilddrüse ist vergrößert, aber ihre Funktionsfähigkeit nicht vollkommen aufgehoben, wodurch sie sich von der myxödematösen unterscheidet. Hier findet sich der erste Grad der Cachyxia pachydermica von Charcot. Es ist noch nicht zur Pergamenthaut und zu großen Veränderungen am Skelett gekommen und das Unterhautzellgewebe ist nur gering mukös infiltriert. Die Haut zeigt einen matten Bronzeton. Die Lymphdrüsen sind allgemein geschwollen. Fast alle Kinder der infizierten Gegenden leiden an dieser Form.

Zur Symptomatologie dieser chronischen Form gehört die **Hypertrophie der Schilddrüse**; sie trifft meist beide Seitenlappen, manchmal aber auch nur einen Lappen oder es zeigt sich eine Schwellung in der Gegend des Isthmus. Schon bei kleinen Kindern finden sich zuweilen beträchliche Hypertrophieen.

Nicht selten sind Erscheinungen einer gewissen Herzinsuffizienz zu bemerken in Form von Tachykardie und Hypotension, zuweilen von Irregularitäten.

Mitunter finden sich auch Konvulsionen, die der Autor als Erscheinungen von Hypoparathyreoidismus auffaßt und die durch Thyreoidin günstig beeinflußt werden.

Die myxödematöse Form entspricht einer nahezu vollkommenen Insuffizienz der vergrößerten Thyreoidea und damit dem bekannten Symptomenkomplex des Myxödems, wenn er auch nicht dessen ganze Höhe erreicht.

Bei der Forma cardiaca treten die Erscheinungen am Herzen in den Vordergrund. Es besteht eine Myokarditis, die je nach der Lokalisation sich verschieden äußert: Störungen der Erregbarkeit mit zahlreichen Extrasystolen (Allorhythmie, Bigeminus, Trigeminus usw.), Adams-Stokesscher Symptomenkomplex und ähnliches.

Die nervöse Form ist durch die Lokalisation der Parasiten im Zentralnervensystem bedingt. Sie äußert sich sehr mannigfach: Athetose, Lähmungszustände, Dysbasie, Aphasie, Pseudobulbärparalyse, allgemeine Konvulsionen und ähnliches.

Die chronischen Formen mit subakuten Erscheinungen sind prognostisch ungünstiger und sind charakterisiert durch die akuten Zwischenperioden.

Als Folgezustände der Schizotrypanose sind in den befallenen Gegenden zahlreiche Fälle von Infantilismus und **Kretinismus** zu erwähnen. Alle diese Personen tragen „das Siegel der Krankheit in der Vergrößerung der Schilddrüse“ bei sich.

Der pathologisch-anatomische Befund an der Schilddrüse ist der folgende:

In akuten Fällen konstatiert man durch Palpation die Verhärtung der Drüse. — Auf Schnitten findet man im Bindegewebe dieses Organes entzündete Stellen und in manchen Fällen eine sehr ausgesprochene Sklerose. Die Schilddrüsenbläschen erscheinen sehr verkleinert und einige zeigen selbst ein sehr reduziertes Lumen.

Bei der sklerotischen Schilddrüse zeigen nur wenige Bläschen mittelgroße Höhlungen und die in ihrem Inneren vorhandene Kolloidsubstanz ist oft in ihrer Färbbarkeit verändert.

In manchen Bläschen lösen sich zahlreiche Drüsenzellen ab und werden in der Kolloidsubstanz gefunden. Diese Tatsache beobachtet man leicht bei den Drüsen von Tieren, bei welchen die abgelösten Zellen stark degeneriert erscheinen.

Die Epithelinseln, welche normalerweise zwischen den Schilddrüsenbläschen vorkommen, scheinen eine Vermehrung der Zellen zu erleiden. Diese Epithelialmassen kommen reichlich zerstreut vor und erstrecken sich in vielen Bläschen über die ganze Oberfläche.

Bei chronischen Fällen trifft man sehr ausgedehnte fibröse Herde im Innern der Drüse und an manchen Stellen derselben sind die Entzündungsherde sehr ausgesprochen.

Viele dieser Herde zeigen Cysten von wechselnder Größe mit verschiedenem Inhalte: einige sind klein und kolloidhaltig; andere, jedoch viel größere, enthalten dieselbe Substanz; noch andere enthalten zwar Flüssigkeit, aber ihre Wandung ist ganz oder teilweise verkalkt.

Es gibt aber auch chronische Fälle, bei denen man keine Cystenbildung findet und die Drüse eine große Menge von intravesiculären Epithelien, Skleroseherden und kleinen veränderten Bläschen aufweist. In diesen Drüsen erleiden die Gefäße ähnliche histopathologische Veränderungen, wie sie auch bei den Herzgefäßen gefunden wurden.

Wir sind auf diese interessanten, der allerjüngsten Zeit entstammenden Feststellungen von Chagas deshalb näher eingegangen, weil außerordentliche sinnfällige Analogieen zwischen diesem endemischen brasilianischen Kropf, wie ihn auch Chagas bezeichnet, besonders in seiner chronischen Form, und unserem endemischen Kropfe bestehen. In beiden Fällen steht im Mittelpunkt die chronische Vergrößerung der Schilddrüse mit ihren Begleitzuständen (kretinische und myxödematöse Degenerationserscheinungen). Nun ist zwar die brasilianische Infektion zweifellos bei weitem schwerer und der Infektionsmodus und natürlich auch das infizierende Agens völlig andersartig. Man muß auch zunächst noch die volle Bestätigung des gefundenen Infektionserregers abwarten. All das ändert aber nichts an der Tatsache, daß auf infektiöser Basis ein chronischer Kropf sich entwickelt.

Achtes Kapitel.

Ätiologische Gesichtspunkte.

Wir haben die Resultate unserer Forschung in bezug auf Epidemiologie, Geologie, experimentelle Resultate usf. bisher lediglich niedergelegt und haben uns dabei wesentlicher Schlußfolgerungen enthalten. Scheinen sich diese doch aus dem vorhandenen Material von selbst zu ergeben.

Was die von uns angeführten früheren Beobachtungen anbetrifft, so schien uns die wohlbeschriebene Epidemie in der Festung Silberberg besonders charakteristisch. Zunächst geht aus den bei ihr gemachten Beobachtungen, die wohl von allen Seiten jetzt anerkannte Tatsache hervor, daß das **Wasser** als die schädliche Noxe anzusehen ist. Während hierüber die Meinungen nicht mehr differieren, sind gerade in letzter Zeit über die Art der Schädlichkeit im Wasser verschiedene Ansichten laut geworden. Einerseits halten Ewald und eine Reihe anderer Autoren an einem Kropferreger fest, Bircher jun. aber meint, daß ein kolloidales ungeformtes Toxin, das vor allem der Meeresmolasse und der Trias entstamme, die Kropfursache sei. Ihm schließen sich einige neuere Autoren an, z. B. Breitner[1]), Lobenhoffer[2]), Wegelin[3]).

Wie verhält sich das von uns zusammengetragene Material zu diesen beiden Vorstellungen über das kropferregende Agens?

Wir sahen, daß von den drei besonders von Kropf heimgesuchten Gebieten Bayerns das von dem Donautal sich in den Bayerischen Wald erstreckende besonderes Interesse verdient. Hier haben wir nach den uns vorliegenden autoritativen Ansichten und geologischen Karten lediglich Urgestein vor uns. Und doch ist das Kropfvorkommen ein überraschend häufiges, so daß es an einzelnen Orten den kropfverseuchtesten Gegenden, die über den nach Bircher sen. für den Kropf besonders disponierenden Formationen liegen, gleichkommt.

Es ist ohne weiteres einleuchtend, daß ein einziges derartiges Kropfvorkommen über Urgestein die Birchersche Toxin-

---

1) l. c.

2) l. c.

3) C. Wegelin, Zur Histogenese des endemischen Kropfes. Korrespondenzbl. f. Schweiz. Ärzte 1912, S. 312 u. 376.

theorie unhaltbar machen muß. Denn es kann doch nicht angenommen werden, daß aus dem Urgestein, welches gänzlich frei von organischen Substanzen ist und bei den Eruptivgesteinen, welche bei vielen tausend Grad Hitze flüssig an die Erdoberfläche traten und dann erstarrten, ein organisches kolloidales Toxin ausgespült werden könnte. Ebensowenig ist anzunehmen, daß sich in diesem Gestein eine Mikroorganismenflora ansiedeln sollte, die das ausspülbare Toxin liefert. Gewissermaßen als Gegenstück zu dem Kropfvorkommen in den Ursteingegenden wird uns in unseren Auskünften einwandfrei berichtet, daß bei Eichstätt die Plateaubewohner nur Traufwasser tranken und dennoch Kröpfe bekamen.

Außerdem ist die Annahme eines kolloidalen Kropftoxins, das in gewissen marinen Formationen, vor allem Meeresmolasse und Trias, fertiggebildet vorkommen soll, nicht recht vereinbar mit den Vorstellungen, welche wir uns zurzeit von den Eigenschaften spezifisch wirkender Toxine machen.

Zunächst müßte ein solches Toxin ja ein Alter von Hunderttausenden, vielleicht Millionen von Jahren haben und trotzdem noch einen hohen Grad von spezifischer Wirksamkeit besitzen. Andererseits soll das Toxin schon nach kurzem Transport seine wirksamen Eigenschaften verlieren. Ferner wissen wir ja, daß die löslichen Eiweiße aus Mumienorganen ihre Spezifität vollkommen verloren haben und daß auch die Stabilität wirksamer, höher molekularer Toxine eine recht beschränkte ist.

Nach allem dem kommt man zu dem Schlusse, daß **ein fertig gebildetes Toxin in diesen Gesteinsformationen nicht vorkommen kann.**

Nehmen wir aber an, daß dort Mikroorganismen sich aufhalten und fortwährend Toxin produzieren, so kommen wir einesteils in Konflikt mit unseren Anschauungen über die Mineralisierung organischer Stoffe auf dem Wege nach den tieferen Bodenschichten, andererseits ist auch nicht einzusehen, warum nun gerade die Toxine dieser Bakterien ausgespült werden sollen, letztere aber vollkommen zurückgehalten werden.

Jedenfalls aber müßten derartige Anschauungen experimentell auf das eingehendste gestützt werden, ehe man ihnen eine Berechtigung zusprechen kann. Die bisherigen experimentellen Beweise, die sich auf relativ wenige Filtrier- und Dialysierversuche stützen, sind so vieldeutig, daß sie für jede Auffassung verwertet werden können.

Zweifellos sind sie nicht imstande, die Annahme eines Kropferregers im Wasser überflüssig zu machen. **Wohl aber sprechen viele Beobachtungen recht deutlich für das Vorhandensein eines solchen.**

Zunächst spricht dafür der Gang der Seuche: es fiel sofort auf, daß in besonders von Kropf befallenen Orten fast die ganze Schuljugend Vergrößerungen der Schilddrüse zeigte. Das Befallensein erreichte ungefähr im 10. Lebensjahre das Maximum und nahm dann wieder ab. Ähnliche Beobachtungen wurden schon vor uns von Bircher sen., Höfler, Schranz u. a. gemacht. In den späteren Jahren sehen wir dann, daß nur bei relativ wenig Individuen der Kropf sich voll entwickelt, während bei der Mehrzahl derselben die Schilddrüsenvergrößerung stationär bleibt oder zurückgeht.

Wir werden hier unwillkürlich an die klassischen Befunde Robert Kochs[1]) bei der Erforschung der Malaria erinnert, der über einen ähnlichen Gang dieser Seuche bei den Negern berichtet. Auch dort werden sämtliche Kinder, wenn auch in etwas früherem Lebensalter, durchgehends befallen, und im Verlaufe von wenigen Jahren tritt dann natürliche Immunität ein. Koch sagt: „Das einzig sichere Kennzeichen für die Malariafreiheit eines Ortes ist das Verschontbleiben der Kinder."

Auch bei dem endemischen brasilianischen Kropf, der parasitären Thyreoditis von Chagas, sehen wir, daß in den betreffenden Gegenden die Kinder fast sämtlich davon befallen sind, während diese zweifellos recht virulente Infektion im späteren Lebensalter, bei denjenigen Individuen, die ihr nicht erlagen, zurückgeht.

Übrigens gewinnt ja die Anschauung, daß gewisse chronische Infektionen zunächst die jugendlichen Individuen befallen und dann später, je nach der Widerstandsfähigkeit des Individuums, zurückgedrängt werden oder die Oberhand gewinnen, immer mehr an Boden. Wir möchten hier nur an die Tuberkulose erinnern, sowie an die in jüngster Zeit von Aschoff[2]) in interessanter Weise verfochtene Anschauung über die Genese der Blinddarmentzündung.

Alles in allem kann man demnach die Annahme bisher nicht von der Hand weisen, daß es sich beim endemischen Kropf um eine parasitäre Infektion der Gewässer, namentlich der Gebirgswässer handelt und daß diese Infektion sich verstärken und auch zurückgehen kann. Hierfür haben wir zahlreiche Beweise.

So sehen wir z. B., daß in Iphofen, das früher stark vom Kropf befallen war, die Infektion jetzt zurückgegangen ist, obwohl sich die Verhältnisse nicht geändert haben. Dasselbe wird aus Untermerzbach im Bezirksamt Ebern, aus Hofstetten im Bezirksamt Gemünden berichtet. Umgekehrte Beispiele werden gleichfalls angegeben, so seinerzeit von H. Bircher. Diese Tatsache mit einem schwächeren oder stärkeren Ausspülen der Gesteine erklären zu wollen, erscheint uns mindestens gezwungen. Nichts Ungewöhnliches aber ist es, daß infizierende Gewässer den Infektionserreger mit der Zeit ganz verlieren können. Auch die Jahreszeit ist ja bekanntlich hierfür nicht ohne Einfluß. Bei vielen Kropfauskünften wird der entschieden begünstigende Einfluß trüben nebligen Wetters und der nassen Jahreszeiten angegeben. Mit besonderem Nachdruck erwähnt z. B. Hancke für Silberberg derartige Beziehungen.

Für das Zurückgehen der Kropfseuche kann ferner die Aus-

---

[1]) Robert Koch, Deutsche med. Wochenschr. I. Bericht 1899, S. 601; II. Bericht ebenda 1900, S. 88; III. Bericht ebenda 1900, S. 283; IV. Bericht ebenda 1900, S. 394; V. Bericht ebenda 1900, S. 541.

[2]) Aschoff, Pathogenese und Ätiologie der Appendicitis. Ergebnisse d. inn. Med. u. Kinderheilk. **9**, 1 [1912].

bildung einer gewissen Rassenimmunität verantwortlich gemacht werden, welche wir an manchen Orten verfolgen konnten, und die darin besteht, daß die besonders disponierten Familien schließlich aussterben. Solche Verhältnisse wurden uns von Kitzingen, Bullenheim, Hüttenheim und anderen Orten berichtet, Verwandtenheiraten müssen diesen natürlichen Ausleseprozeß außerordentlich stark beschleunigen. Denn es ist leicht ersichtlich, daß dann rasch eine noch größere Empfänglichkeit gegen das Kropfvirus resultiert, wenn zwei Keimplasmen von verminderter Resistenz gegen das Kropfvirus in Konjugation treten.

Immerhin erklärt nach unseren Beobachtungen diese natürliche Auslese den zweifellosen Rückgang der Kropfkrankheit in manchen Gegenden Unter- und Mittelfrankens nur zum Teil. Ein viel mächtigerer Faktor ist zweifellos die verbesserte Wasserversorgung, auf die wir noch im nächsten Kapitel zu sprechen kommen werden.

Im allgemeinen scheint, um es nochmals zusammenzufassen, die Infektion der Gewässer in den weniger gebirgigen Gegenden eine mehr lokalisierte zu sein. Im Hochgebirge und auch im Bayerischen Wald ist jedoch die Infektion eine allgemeinere. Außerdem ist das Wasser im unteren Lechtal in erheblicherer Ausdehnung infiziert.

Nach den Befunden in Brasilien, woselbst ein Kropferreger nachgewiesen zu sein scheint, sollten auch bei uns nach dieser Richtung hin erneute Versuche in die Wege geleitet werden. Die bisher gewonnenen experimentellen Resultate sprechen durchaus nicht gegen das Vorkommen eines Erregers wie das E. Bircher annimmt, sondern können im Gegenteil ohne die Annahme eines solchen nicht erklärt werden.

Neuntes Kapitel.

Bekämpfung der Kropfendemie.

Daß die Kropferkrankung vor allen Dingen in den Orten Mittelfrankens und Unterfrankens zurzeit im Rückgang begriffen ist, geht aus unserem Material hervor. Wir haben auch bereits Gründe hierfür namhaft gemacht.

Der eine Grund besteht in dem Aussterben hochgradig disponierter Familien. Nun gibt es zwar noch jetzt Epidemiologen, welche der Meinung sind, daß die durch das Schwinden disponierter Individuen sich allmählich einstellende Rassenimmunität vollauf genüge und wirksamer sei, als sonstige hygienische Maßnahmen. Ist diese Ansicht schon bei akuten Endemieen unhaltbar, so ist sie besonders bei den Kropfendemien völlig von der Hand zu weisen.

Ganz abgesehen davon, daß in die Kropfgegenden neue, stark disponierte Familien einwandern, spielt hier die Häufigkeit des Schwindens für Kropf disponierter Individuen und ihrer Nachkommenschaft doch eine relativ untergeordnete Rolle. Im Gegenteil, wir sehen, daß in Kropfgegenden gerade gewisse kretinoide Individuen besonders sexuell erregbar sind.

Es wäre also verfehlt, dieser Selbsthilfe der Natur die Bekämpfung der Kropfendemie überlassen zu wollen.

Ein recht wirksames Mittel, welches auf Anregung von Bircher sen. in die Praxis umgesetzt wurde, besteht darin, daß man aus kropffreier Gegend Wasserleitungen in die befallenen Orte legt.

H. Bircher empfahl der stark kropfverseuchten, aargauischen Gemeinde Rupperswil, die vorher ihr Wasser aus den Kropfbrunnen des Ortes bezogen hatte, eine Wasserleitung aus kropffreiem Juragesteine. Außerordentlich interessant ist es, die danach sich einstellende Abnahme des Kropfes und des Kretinismus in Rupperswil zu verfolgen. Wir bringen die Birchersche Tabelle:

1870	12‰	Taubstumme, 7‰ Kretine
1885	59%	Kropf unter der Schuljugend
1886	44%	„ „ „ „
1889	25%	„ „ „ „
1895	10%	„ „ „ „
1907	2,5%	„ „ „ „

keine Kretins mehr.

Nur ein Gebäude wurde noch von Kropfwasser versorgt und hatte im Jahre 1907 noch Kropfige.

Ganz ähnliche Verhältnisse lagen in der Gemeinde Asp des schweizerischen Bezirkes Aarau vor. Im Jahre 1883 befanden sich daselbst 34% Kropfige, 8% Kretins und 15% Taubstumme. Im Jahre 1907 wurde eine neue Wasserversorgung aus kropffreiem Gebiete angelegt. Besonders das Oberdorf wird von ihr versorgt. Hier fanden sich jetzt nur noch 6,4% Kropfige, unter den jugendlichen Einwohnern bloß 5%, unter den erwachsenen 8%. In dem Unterdorf dagegen, wo noch das Wasser aus den alten Brunnen getrunken wird, fanden sich 38% Kropfige; von den Kindern waren 66% kropfig, von den Erwachsenen 20%. Ferner fanden sich im Unterdorf noch 3 Kretins und 3 Kretinoide.

Dieses letztere Beispiel ähnelt sehr den von uns bereits oben berichteten von John M'Clelland mitgeteilten Beobachtungen an der Kropfendemie in Deoba (Indien) aus dem Jahre 1835. Dort waren die Brahminen, die ihr Wasser von einer weitentfernten Quelle bezogen, kropffrei, während die anderen Kasten, welche aus den Kropfbrunnen des Ortes sich versorgten, stark mit Kropf durchseucht waren.

Zweifellos wäre eine derartige Sanierung auch für viele Kropforte Bayerns durchführbar. So ist z. B. die Kropfendemie in Hohn bei Kissingen, in Östheim bei Rothenburg o. T. so eng umgrenzt, daß es nicht schwer halten dürfte, diesen Orten Wasser aus kropffreier Gegend zuzuführen. Auch in anderen Gegenden wäre sicherlich bei detaillierter Kenntnis der Kropfverhältnisse in der Umgebung der kropfbefallenen Orte diesen in vielen Fällen leicht Wasser zuzuführen, das keinen Kropf erzeugt. Hierzu ist allerdings nicht nur die Kenntnis der geologischen Formation nötig, sondern vor allem eine eingehende Untersuchung der Bevölkerung, ganz besonders der Schuljugend. Denn wir haben ja gesehen, daß die Kropfhäufigkeit durchaus nicht immer einer bestimmten geologischen Formation entspricht.

Wir möchten hier Robert Kochs bereits angeführten Satz für die Malaria mutatis mutandis auf die Kropfverhältnisse übertragen: **Das einzige sichere Kennzeichen für die Kropffreiheit eines Ortes ist das Verschontbleiben der Kinder.**

In Gegenden, in denen, wie offenbar häufig im bayerischen Hochgebirge, allenthalben das Wasser infiziert ist, wird das Herleiten aus beträchtlich weiten Entfernungen kaum durchführbar sein. Hier bleibt als Mittel nur das Kochen des zu gebrauchenden Wassers übrig.

Allerdings wird die konsequente Durchführung dieser einfachen Maßregel in der Praxis auf die Dauer auf Schwierigkeit stoßen. Schon Hancke half sich deshalb in Silberberg dadurch, daß er dem gekochten Wasser zu Trinkzwecken Wein oder Zucker zusetzen ließ. Doch ist dies auch nur ein vorübergehender Notbehelf.

Bemerkenswert sind die neuen Versuche von Repin, nach dem es schon genügt, die Kalksalze unlöslich auszufällen. Auch Wilms[1]) sah, daß Kropfwasser seine kropferregenden Eigenschaften verliert, wenn man es im Vakuum eindampft, so daß ein Kalkniederschlag entsteht. Der Kropferreger scheint mit dem Kalk niedergeschlagen zu werden. In Gegenden wie im Bayerischen Wald, wo das aus dem Urgestein kommende Wasser kalkfrei ist, sind solche Kalkfällungen natürlich illusorisch.

Andere Verfahren wie die Ozonisierung oder die Behandlung mit ultravioletten Strahlen sind unseres Wissens für diese Zwecke noch nicht ausreichend versucht worden.

Hier bietet sich also der Forschung ein weites Feld. Eine rationelle Bekämpfung des endemischen Kropfes wird aber erst dann möglich sein, wenn wir den Kreislauf des Erregers kennen und diesen künstlich zu unterbrechen vermögen.

Diese Aufgabe auf Grund des bereits vorliegenden Materiales weiter nach den verschiedensten Richtungen hin durchzuführen, wäre zweifellos lohnend, und es sollten die beteiligten Gebirgsländer hierfür Mittel zur Verfügung stellen. Denn es ist kaum abzuschätzen, welch ökonomischer Schaden dem Staate durch das endemische Vorkommen des Kropfes und seiner Begleiter, des Kretinismus und der Taubstummheit, zugefügt wird.

E. Bircher hat statistische Zusammenstellungen über die Häufigkeit des Kropfes, des Kretinismus und der Taubstummheit veröffentlicht und man sieht, daß für die einzelnen Länder recht beträchtliche Zahlen angeführt werden. Gewaltig sind die Summen, die ein Staat zur Erhaltung dieser volkswirtschaftlich minderwertigen Personen aufwenden muß.

Ein konsequentes Studium der Kropfkrankheit ist aber nach unseren jetzigen Erfahrungen nur möglich, wenn man ein größeres Gebiet mit verschiedenen Rassen und verschiedensten Formationen, wie z. B. das Königreich Bayern, überblickt. Man wird dann vor einseitigen Auffassungen, die demjenigen, der nur kleine Gebiete untersucht, nur allzu leicht unterlaufen, bewahrt.

Deswegen sollten die Kropfforschungen in einem Lande zentralisiert bleiben. Alle Feststellungen epidemiologischer, geologischer, experimenteller und klinischer Art sollten dieser Zentralstelle zufließen. Dazu gehören die ausnahmslosen Durchuntersuchungen aller Schulen in den betreffenden Bezirken.

Von Jahr zu Jahr mehren sich die experimentellen Resultate, teils direkt, teils durch Forschungen, welche die Grenzgebiete zeitigen. Ein mit dieser Spezialaufgabe besonders betrautes Laboratorium wird auf Grund seiner vorliegenden Erfahrungen Neuauffindungen am raschesten in einwandfreier Weise nachprüfen und anderweitig gewonnene Resultate am sachgemäßesten verwerten können.

---

[1]) Wilms, Ursache und experimentelle Erzeugung des Kropfes. Zentralbl. f. Chir. 1910, Nr. 21, Beilage.

Ein solches Laboratorium müßte in einer kropffreien Gegend liegen, weil dort die experimentellen Bedingungen unabhängig von den Zufälligkeiten des Milieus am exaktesten gestellt werden können. Abhängig von diesem Laboratorium, mitten in zwei Kropfgegenden des verschiedensten Typus, wären zwei kleinere Außenstationen anzulegen, die mit dem Hauptlaboratorium in stetem Verkehr stünden.

Wir haben durch Robert Kochs großzügiges Vorgehen in besonders befallenen Gegenden unseres Vaterlandes eine rationelle Typhusbekämpfung eingerichtet. Dieses Vorgehen ist als ein glückliches und wohlgelungenes zu bezeichnen. Deshalb glauben wir, daß auch eine Kropfbekämpfung nach ähnlichen Prinzipien keine bloße Utopie mehr ist.

Anhang.

Liste, zur Verfügung gestellt von der Medizinalabteilung des Kgl. Kriegsministeriums.

Kropfhäufigkeit

bei den

bei der Aushebung wirklich vorgestellten Militärpflichtigen

der Jahrgänge 1906—1910.

Bemerkungen:

Die Zahlenangaben erstrecken sich auf die bei der Aushebung wirklich vorgestellten Militärpflichtigen. Diese sind in dem Aushebungsbezirk vorgetragen, in dem sie sich zur Aushebung vorstellten bzw. gerade aufhielten, demnach auch die, die nicht im Aushebungsbezirk geboren sind.

Für tauglich befundene und etwa nicht zur Einstellung gekommene Militärpflichtige sind unter „tauglich“ verrechnet.

1	2					3					4					5					6
						Von den in Spalte 2 Aufgeführten wurden wegen															
Aushebungsbezirk	Zahl der bei der Aushebung wirklich vorgestellten Militärpflichtigen im Jahre					leichten Grades von Kropf — voller Hals, Gebirgshals — für tauglich befunden					ausgebildeten Kropfes für landsturmtauglich befunden					hohen Grades von Kropf dauernd untauglich zu jedem Militärdienst befunden					Prozentzahlen aus sämtlichen Jahrgängen
	1906	1907	1908	1909	1910	1906	1907	1908	1909	1910	1906	1907	1908	1909	1910	1906	1907	1908	1909	1910	
Oberbayern.																					
Aibling Bez.-Amt	231	191	218	239	216	11	20	25	11	18	6	1	2	9	2	—	—	2	—	—	9,77
Aichach "	246	225	198	220	202	4	8	15	4	2	1	—	3	—	1	2	—	—	—	—	3,66
Altötting "	250	256	286	324	242	17	5	28	20	66	2	2	5	8	6	—	3	—	2	—	14,16
Berchtesgaden "	215	183	208	245	214	9	11	14	18	33	11	1	2	7	10	2	—	1	2	—	11,36
Dachau "	267	245	298	252	335	7	7	7	4	11	1	—	1	1	1	—	—	—	—	1	2,93
Ebersberg "	214	252	279	225	304	18	28	15	8	40	3	1	5	7	5	—	—	—	—	2	10,36
Erding "	407	385	405	378	446	9	24	22	19	8	2	2	1	—	1	—	—	—	—	—	4,35
Freising "	371	358	321	301	340	—	21	25	24	4	1	—	—	1	1	—	—	—	—	—	4,55
" Magistrat	123	143	72	118	109	8	15	13	5	3	2	—	1	1	3	4	—	—	—	—	9,71
Friedberg Bez.-Amt	325	320	277	314	272	16	39	20	12	13	4	6	3	2	2	1	—	2	—	—	7,95
Fürstenfeldbruck "	246	222	211	226	211	13	14	17	7	13	1	2	1	1	4	—	1	—	—	—	6,63
Garmisch "	187	155	163	146	227	15	25	20	16	19	1	—	3	—	4	—	—	—	—	—	11,73
Ingolstadt "	211	171	213	195	204	5	17	4	2	4	—	—	—	1	—	—	—	—	—	—	3,32
" Magistrat	118	116	109	95	95	3	16	5	2	4	1	—	—	—	—	—	—	—	—	—	5,81
Landsberg Bez.-Amt	218	216	214	204	219	—	17	24	9	21	3	—	—	3	—	2	—	—	—	—	7,37
" Magistrat	49	45	33	48	43	4	7	5	2	3	—	—	—	1	1	—	—	—	—	—	10,55
Laufen Bez.-Amt	257	267	264	360	228	18	21	25	19	39	3	3	1	6	2	—	—	1	—	—	10,02
Miesbach "	368	375	409	351	435	37	62	51	52	62	4	5	7	2	6	1	1	2	1	2	15,22
Mühldorf "	351	347	340	385	314	22	7	15	11	59	3	1	—	5	1	—	1	1	—	—	7,25
München "	315	393	449	464	558	24	33	23	39	57	2	2	3	1	2	—	—	—	—	—	8,53
" Magistrat A	1683	1812	2067	2164	2406	65	85	149	345	79	15	29	21	36	28	3	3	1	5	3	8,55
" " B	2165	1897	2273	2202	2333	60	82	129	89	76	52	23	57	46	40	4	3	5	1	2	6,15
Pfaffenhofen Bez.-Amt	347	286	319	288	275	10	21	13	10	7	3	—	—	2	—	—	—	—	—	—	4,35
Rosenheim "	363	294	326	407	326	23	22	2	16	21	8	3	8	6	7	—	—	1	4	1	7,10
" Magistrat	125	119	140	201	171	6	7	11	19	8	1	5	—	2	8	—	—	—	—	—	8,86
Schongau Bez.-Amt	237	223	194	218	206	13	30	20	21	31	4	1	—	—	2	1	—	1	—	—	11,50
Schrobenhausen "	161	165	164	175	188	5	16	10	4	4	1	—	2	1	3	—	—	—	—	—	5,39
Starnberg "	203	190	226	198	185	10	15	15	14	12	—	—	—	1	1	—	—	—	—	—	6,78

Tölz	Bez.-Amt	200	169	181	176	177	26	22	19	29	21	1	—	2	2	3	—	—	—	—	—	13,84
Traunstein	"	399	313	348	442	344	22	22	46	18	47	10	4	—	6	10	1	1	—	—	—	10,13
"	Magistrat	47	32	51	55	40	1	3	5	1	4	1	—	—	1	—	—	—	—	—	—	7,11
Wasserburg	"	337	295	346	459	309	11	11	24	24	44	3	1	4	10	4	—	1	—	1	—	7,90
Weilheim	"	294	342	305	340	295	7	35	20	15	15	1	1	1	1	4	2	—	—	—	—	6,47
Wolfratshausen	"	178	166	196	170	209	10	14	39	19	19	3	4	4	3	—	—	—	1	—	—	12,62
Summe für den Reg.-Bezirk		11708	11168	12103	12585	12678	509	782	875	908	867	154	97	137	173	162	23	14	18	16	11	—
Niederbayern.																						
Bogen	Bez.-Amt	293	267	236	227	304	25	25	37	11	14	4	8	4	6	6	4	3	—	—	1	11,15
Deggendorf	"	304	361	341	258	279	18	18	29	8	22	5	3	4	3	4	—	—	2	—	—	7,52
"	Magistrat	35	44	55	31	42	3	5	6	2	2	—	2	—	—	—	—	—	—	—	—	9,66
Dingolfing	Bez.-Amt	185	225	184	197	170	—	10	16	10	2	—	—	—	—	—	—	—	—	—	—	3,93
Eggenfelden	"	315	283	291	411	278	29	17	12	23	69	—	—	—	4	—	—	—	—	—	—	9,75
Grafenau	"	161	166	148	111	154	11	13	10	2	6	2	2	1	—	—	—	1	—	—	1	6,62
Griesbach	"	360	313	302	406	309	29	13	23	35	16	6	4	2	4	5	—	—	—	—	—	8,10
Kelheim	"	285	288	267	208	213	6	7	10	21	26	—	—	—	3	—	—	—	—	1	—	5,86
Kötzting	"	263	192	197	205	227	14	12	18	13	14	12	4	5	—	2	—	—	—	—	—	8,67
Landau a. J.	"	204	217	217	191	209	3	15	5	3	4	2	2	—	—	1	—	—	—	—	—	3,37
Landshut	"	297	302	260	220	272	6	17	17	8	3	—	1	3	—	1	—	—	1	1	—	4,29
"	Magistrat	167	161	137	128	147	4	21	8	8	6	3	1	3	1	2	—	—	—	—	—	7,70
Mainburg	Bez.-Amt	176	168	173	145	158	7	18	7	4	5	2	1	2	1	2	—	—	—	—	1	6,09
Mallersdorf	"	206	193	177	203	248	7	9	7	5	6	—	—	—	—	—	—	—	—	—	—	3,31
Passau	"	437	333	373	438	304	42	39	45	36	32	5	4	4	4	4	—	1	2	—	—	11,56
"	Magistrat	182	179	209	239	218	13	6	10	12	12	2	5	3	6	9	—	3	1	—	1	8,08
Pfarrkirchen	Bez.-Amt	399	313	309	389	310	24	29	31	33	15	1	1	2	3	10	1	1	—	—	—	8,77
Regen	"	210	241	215	207	201	20	24	14	9	18	1	8	5	1	3	—	—	1	—	—	9,68
Rottenburg	"	178	199	181	144	148	3	11	25	9	5	—	—	1	—	1	—	—	—	—	—	6,47
Straubing	"	272	240	224	232	287	8	2	18	6	13	1	—	2	1	2	—	—	—	—	—	4,22
"	Magistrat	138	133	107	120	168	3	5	8	6	10	7	1	—	—	3	—	—	—	—	2	6,75
Viechtach	Bez.-Amt	211	180	184	175	172	25	16	23	4	10	5	10	5	2	1	—	1	—	1	—	11,17
Vilsbiburg	"	324	310	280	214	287	4	18	12	21	2	—	—	—	—	—	—	—	—	—	1	4,09
Vilshofen	"	406	429	402	372	325	38	25	34	10	15	3	4	3	2	2	1	1	—	—	—	7,13
Wegscheid	"	214	136	118	155	130	15	14	11	9	8	1	1	—	—	1	—	—	—	—	—	7,96
Wolfstein	"	331	226	273	348	264	13	23	25	36	15	7	2	3	1	7	—	—	—	—	1	9,22
Summe für den Reg.-Bezirk		6553	6099	5860	5974	5824	370	412	461	344	350	69	64	52	42	66	6	11	7	3	8	—
Pfalz.																						
Bergzabern	Bez.-Amt	379	331	328	344	311	17	6	4	5	31	—	1	—	1	5	—	—	—	—	—	4,07
Dürkheim	"	314	222	267	287	237	6	4	—	5	7	1	—	—	—	—	—	—	—	—	—	1,73
	Übertrag	693	553	595	631	548	23	10	4	10	38	1	1	—	1	5	—	—	—	—	—	—

1		2					3					4					5					6
Aushebungsbezirk		Zahl der bei der Aushebung wirklich vorgestellten Militärpflichtigen im Jahre					Von den in Spalte 2 Aufgeführten wurden wegen leichten Grades von Kropf — voller Hals, Gebirgshals — für tauglich befunden					ausgebildeten Kropfes für landsturmtauglich befunden					hohen Grades von Kropf dauernd untauglich zu jedem Militärdienst befunden					Prozentzahlen aus sämtlichen Jahrgängen
		1906	1907	1908	1909	1910	1906	1907	1908	1909	1910	1906	1907	1908	1909	1910	1906	1907	1908	1909	1910	
Pfalz.	Übertrag	693	553	595	631	548	23	10	4	10	38	1	1	—	1	5	—	—	—	—	—	—
Frankenthal	Bez.-Amt	645	575	622	794	620	13	6	4	15	6	1	2	—	1	5	—	—	—	—	—	1,62
Germersheim	"	525	446	420	526	465	5	10	3	6	25	—	—	2	4	3	—	—	—	—	—	2,43
Homburg	"	703	649	716	762	750	44	16	30	9	38	1	3	2	3	2	—	1	—	3	—	4,13
St. Ingbert	"	476	415	448	465	406	36	16	15	11	22	—	1	2	—	—	—	—	—	—	—	4,66
Kaiserslautern	"	846	933	823	911	725	45	40	18	18	39	4	2	1	5	3	—	—	—	—	—	4,15
Kirchheimbolanden	"	303	215	251	251	255	25	8	4	3	4	1	—	—	2	2	—	—	—	—	1	3,84
Kusel	"	496	428	426	457	329	18	27	27	9	15	—	1	—	1	—	1	—	—	—	—	4,68
Landau	"	640	620	615	595	511	19	5	4	3	21	1	1	1	—	4	—	—	—	—	—	} 2,28
"	Magistrat[1])	—	—	—	—	123	—	—	—	—	12	—	—	—	—	—	—	—	—	—	—	
Ludwigshafen	Bez.-Amt	1191	1091	983	1344	1032	39	19	1	16	27	2	5	1	3	16	—	1	—	—	1	2,35
Neustadt a. H.	"	538	391	483	607	457	10	3	12	12	15	2	3	2	—	—	—	—	—	—	—	2,37
Pirmasens	"	813	833	881	876	726	60	35	31	27	39	3	3	2	8	1	—	—	—	2	—	5,11
Rockenhausen	"	449	338	401	427	331	21	12	6	5	15	2	1	—	2	—	—	—	—	1	—	3,28
Speyer	"	394	360	393	503	428	6	8	4	17	15	—	1	—	—	1	—	—	—	—	—	2,50
Zweibrücken	"	423	411	393	516	442	24	23	10	7	21	2	3	2	5	2	—	—	—	—	—	4,53
Summe für den Reg.-Bezirk		9063	8258	8450	9665	8148	388	238	173	168	352	20	27	15	35	44	1	2	—	6	2	—
Oberpfalz.																						
Amberg	Bez.-Amt	191	217	216	223	205	5	1	15	8	18	—	1	2	—	—	—	—	—	—	—	4,73
"	Magistrat	148	158	136	151	139	10	4	10	11	37	2	—	4	—	—	—	—	—	—	—	10,65
Beilngries	Bez.-Amt	259	231	274	126	131	4	25	11	5	2	1	1	—	1	—	—	—	—	—	—	4,89
Burgenlengenfeld	"	215	220	240	244	239	6	4	11	9	42	—	—	—	—	—	—	—	—	—	—	6,21
Cham	"	255	215	198	219	284	10	5	8	13	49	1	—	1	—	3	—	1	—	—	—	7,77
Eschenbach	"	162	198	198	219	199	8	5	3	7	12	1	2	—	—	2	—	—	—	—	—	4,09
Kemnath	"	172	244	190	280	165	5	6	7	7	6	—	2	1	1	3	—	1	—	—	—	3,71
Nabburg	"	148	155	136	176	117	6	1	7	11	8	1	2	1	—	1	—	—	—	—	—	5,19
Neumarkt	"	230	188	180	246	207	14	6	13	10	6	—	2	—	—	1	—	—	1	—	—	5,04
"	Magistrat	57	46	29	50	29	7	4	2	10	—	—	—	—	—	—	—	—	—	—	—	10,90
Neunburg v. W.	Bez.-Amt	102	110	119	117	137	6	4	5	14	31	1	—	—	—	—	—	1	—	—	—	10,59

Neustadt a. W. N.	Bez.-Amt	318	338	258	331	264	11	6	6	17	29	1	4	1	1	3	—	—	—	—	—	5,24
Oberviechtach	„	122	130	109	121	101	5	4	5	8	7	2	4	—	—	3	—	1	—	—	—	6,68
Parsberg	„	240	289	245	249	216	9	12	11	5	32	1	4	—	—	—	—	—	—	2	—	6,13
Regensburg	„	266	319	239	280	248	19	23	21	20	33	1	1	2	5	1	—	—	—	—	1	9,39
„	Magistrat	312	320	283	329	330	11	12	22	26	34	1	4	1	2	2	—	—	—	—	—	7,30
Riedenburg	Bez.-Amt[2])	—	—	—	113	148	—	—	—	3	7	—	—	—	1	—	—	—	—	—	—	4,21
Roding	„	201	195	199	157	198	12	13	9	7	32	2	2	3	1	—	—	—	—	—	—	8,52
Stadtamhof	„	321	390	317	349	334	7	10	34	30	51	—	6	—	3	—	—	—	—	—	1	8,35
Sulzbach	„	155	134	164	138	147	9	3	11	9	31	1	—	—	—	1	—	—	—	—	—	8,80
Tirschenreuth	„	318	330	331	368	266	17	4	4	13	21	2	—	—	—	1	—	—	—	—	1	3,99
Vohenstrauß	„	183	202	177	201	160	9	7	3	8	13	3	2	—	—	5	—	—	—	—	1	5,52
Waldmünchen	„	107	113	87	103	129	1	4	3	9	14	1	—	—	—	—	—	—	—	—	—	5,93
Summe für den Reg.-Bezirk		4482	4742	4325	4790	4393	191	163	221	260	515	22	37	16	15	26	—	4	1	2	4	—
Oberfranken.																						
Bamberg	Bez.-Amt I	235	214	212	194	203	2	—	16	1	7	—	1	—	—	—	—	—	—	—	—	2,50
„	„ II	309	245	235	223	241	1	4	15	1	6	—	—	—	—	—	—	—	—	—	—	2,15
„	Magistrat	328	267	306	264	313	10	11	49	2	13	—	2	1	1	—	—	—	1	—	—	6,09
Bayreuth	Bez.-Amt	242	212	285	221	251	13	8	7	8	6	3	—	1	1	4	—	1	—	—	1	4,37
„	Magistrat	215	161	268	187	236	9	4	6	12	12	1	1	2	1	—	—	—	—	—	—	4,49
Berneck	Bez.-Amt	131	150	95	143	160	9	4	2	1	7	—	3	2	1	2	—	—	—	—	1	4,41
Ebermannstadt	„	245	174	203	182	191	4	6	17	2	11	2	—	—	—	—	—	—	—	—	—	4,22
Forchheim	„	266	311	276	231	229	17	18	26	3	3	1	1	—	—	3	1	—	1	—	—	4,87
„	Magistrat	59	72	60	60	60	9	4	8	—	3	—	—	1	—	—	—	—	—	—	—	8,03
Höchstadt a. A.	Bez.-Amt	255	280	251	214	204	23	27	17	4	15	1	4	—	—	2	—	—	—	—	—	7,72
Hof	„	224	238	196	215	233	12	10	6	3	7	—	—	1	—	—	—	—	—	—	—	3,52
„	Magistrat	270	273	262	330	300	19	9	14	2	5	1	1	—	1	1	—	—	—	—	—	3,69
Lichtenfels	Bez.-Amt	299	294	312	306	272	3	8	18	3	16	—	4	—	3	—	—	—	—	—	—	3,70
Kronach	„	294	359	285	272	315	28	16	3	13	6	2	1	1	—	1	—	1	—	—	—	4,72
Kulmbach	„	220	203	226	174	266	14	6	7	9	13	1	2	1	—	1	—	—	—	—	—	4,95
„	Magistrat	58	64	67	67	91	7	6	3	4	1	1	—	—	—	4	—	—	—	—	—	7,49
Münchberg	Bez.-Amt	230	288	235	259	254	8	9	9	6	8	2	—	—	2	1	—	—	—	—	—	3,55
Naila	„	231	191	241	264	227	9	5	5	4	9	—	—	—	1	1	—	—	—	—	—	2,94
Pegnitz	„	242	215	231	206	202	15	8	3	8	11	5	1	—	—	1	1	—	1	—	—	4,92
Rehau	„	252	300	253	241	281	10	11	11	3	2	—	1	1	—	—	—	—	—	—	—	2,93
Staffelstein	„	184	157	151	158	148	—	3	1	1	5	—	—	—	—	—	—	—	—	—	—	1,25
Stadtsteinach	„	147	124	182	107	137	11	5	7	6	12	1	—	—	1	2	—	—	—	—	—	6,31
Teuschnitz	„	199	178	187	174	179	19	6	5	12	5	1	—	—	—	—	—	—	—	—	2	5,24
Wundsiedel	„	412	435	429	446	404	26	13	25	8	4	2	1	3	2	1	—	—	—	—	—	4,09
Summe für den Reg.-Bezirk		5547	5405	5448	5138	5397	278	201	280	116	187	24	23	14	14	24	2	2	3	—	4	—

[1]) Die Stadt Landau i. Pf., der mit Wirksamkeit vom 1. Januar 1910 die Verfassung der städtischen Gemeinden rechts des Rheins sowie die Kreisunmittelbarkeit verliehen worden ist, bildet vom genannten Zeitpunkte ab einen selbständigen Aushebungsbezirk im Landwehrbezirk Landau.

[2]) Das zum 16. Oktober 1908 aus dem vorher zum Bezirksamt Beilngries gehörigen Amtsbezirk neu errichtete Bezirksamt Riedenburg bildet vom genannten Zeitpunkte ab einen selbständigen Aushebungsbezirk im Landwehrbezirk Ingolstadt.

1		2					3					4					5					6
Aushebungsbezirk		Zahl der bei der Aushebung wirklich vorgestellten Militärpflichtigen im Jahre					Von den in Spalte 2 Aufgeführten wurden wegen leichten Grades von Kropf — voller Hals, Gebirgshals — für tauglich befunden					ausgebildeten Kropfes für landsturmtauglich befunden					hohen Grades von Kropf dauernd untauglich zu jedem Militärdienst befunden					Prozentzahlen aus sämtlichen Jahrgängen
		1906	1907	1908	1909	1910	1906	1907	1908	1909	1910	1906	1907	1908	1909	1910	1906	1907	1908	1909	1910	
Mittelfranken.																						
Ansbach	Bez.-Amt	229	276	285	321	331	13	34	23	27	10	—	—	1	6	6	—	—	1	1	—	8,46
"	Magistrat	94	99	98	119	110	6	10	4	11	3	—	—	1	—	1	1	—	—	—	—	7,11
Dinkelsbühl	Bez.-Amt	195	215	210	193	210	8	15	12	18	2	—	1	—	—	3	—	—	—	—	—	5,76
"	Magistrat	35	45	21	24	26	2	5	—	5	1	—	—	—	—	—	—	—	—	—	—	8,60
Eichstätt	Bez.-Amt	181	168	200	303	209	1	15	4	3	5	—	—	—	3	1	—	—	—	—	—	3,01
"	Magistrat	52	55	63	34	24	—	7	1	2	1	—	—	1	—	—	—	—	—	—	—	5,26
Erlangen	Bez.-Amt	104	143	149	105	110	5	14	16	2	5	—	1	1	—	—	—	—	—	—	—	7,20
"	Magistrat	195	188	203	198	195	9	6	22	6	5	1	1	2	—	1	—	—	—	—	—	5,41
Feuchtwangen	Bez.-Amt	200	218	172	217	261	11	33	7	25	7	—	—	1	1	3	—	—	—	1	—	8,33
Fürth	"	289	271	244	335	287	35	23	33	27	7	—	—	—	—	—	—	—	—	—	—	8,76
"	Magistrat	573	650	436	583	463	43	107	69	28	9	—	3	4	3	3	—	—	—	—	—	9,94
Gunzenhausen	Bez.-Amt	244	249	249	251	257	2	13	13	6	10	1	—	—	3	1	—	—	—	—	—	3,92
Hersbruck	"	451	423	385	206	164	27	31	43	20	4	1	3	—	—	—	—	1	—	—	1	8,04
Hilpoltstein	"	177	180	215	235	221	4	14	3	10	34	—	—	1	—	—	—	—	—	—	—	6,42
Lauf	" [1])	—	—	—	264	192	—	—	—	22	—	—	—	—	—	1	—	—	—	—	—	5,04
Neustadt a. A.	"	224	279	253	212	231	42	27	17	10	13	—	4	2	1	2	—	—	—	—	—	9,84
Nürnberg	"	210	194	181	219	158	26	17	12	21	—	—	1	4	1	—	—	—	—	—	—	8,52
"	Magistrat A	1506	1538	1385	1377	1293	52	114	97	43	186	9	18	10	5	8	1	2	—	—	—	7,67
"	" B	1823	1588	1620	1614	1276	94	68	98	106	202	6	11	16	3	7	2	—	2	—	1	7,73
Rothenburg o. T.	Bez.-Amt	156	217	179	192	235	6	25	21	26	15	1	—	1	2	3	—	—	—	—	1	10,31
"	Magistrat	53	51	47	65	44	2	11	3	8	3	—	—	—	2	—	—	—	—	1	—	11,53
Scheinfeld	Bez.-Amt	155	171	168	134	155	12	13	8	5	4	—	1	2	1	2	—	—	—	—	—	6,13
Schwabach	"	302	310	317	317	318	29	20	21	13	36	—	—	—	3	3	—	—	1	—	—	8,05
"	Magistrat	70	70	81	84	62	8	3	6	8	10	—	—	—	1	1	—	—	—	—	—	10,07
Uffenheim	Bez.-Amt	246	236	269	206	294	12	34	21	31	16	—	—	—	3	3	—	—	2	—	2	9.91
Weißenburg i. B.	"	167	207	220	308	256	7	12	8	5	11	—	—	—	—	—	—	—	—	—	—	3,70
"	Magistrat	32	38	38	36	39	1	6	2	2	1	—	—	—	1	—	—	—	—	—	—	7,10
Summe für den Reg.-Bezirk		7963	8079	7688	8152	7421	457	677	564	490	600	19	44	47	39	49	4	3	6	3	5	—

Unterfranken.																						
Alzenau	Bez.-Amt	221	247	305	228	263	—	1	2	4	1	—	—	—	1	—	—	—	—	1	—	0,79
Aschaffenburg	„	289	310	404	330	342	1	3	6	1	5	—	—	—	—	—	—	—	—	—	—	0,95
„	Magistrat	234	277	268	234	226	2	11	11	3	3	—	—	1	2	—	—	—	—	—	—	2,65
Brückenau	Bez.-Amt	155	122	139	124	129	5	13	14	2	7	1	—	1	2	—	1	—	—	—	—	6,72
Ebern	„	191	153	148	154	151	1	2	6	2	10	—	—	—	—	—	—	—	—	—	—	2,63
Gemünden	„	159	141	151	120	127	3	4	10	2	5	—	—	2	2	—	—	—	—	—	—	4,01
Gerolzhofen	„	317	256	268	245	232	15	14	13	7	7	1	5	—	1	5	—	—	—	—	—	5,15
Hammelburg	„	207	165	169	178	197	12	13	16	1	7	2	3	3	3	—	—	—	—	—	—	6,55
Haßfurt	„	289	286	241	212	236	6	13	4	2	2	1	2	2	—	—	—	—	—	2	—	2,69
Hofheim	„	98	98	106	115	128	2	3	9	3	6	—	1	2	1	—	—	—	—	—	—	4,95
Karlstadt	„	308	259	272	305	260	9	7	8	1	6	1	1	3	2	1	—	—	—	—	—	2,77
Kissingen	„	407	326	233	307	260	10	22	20	4	13	2	—	3	8	1	—	1	1	1	—	5,60
Bad Kissingen	Magistrat [1])	—	—	124	108	117	—	—	8	6	13	—	—	4	1	—	—	—	—	—	—	9,10
Kitzingen	Bez.-Amt	294	280	238	237	233	9	9	5	4	12	1	1	2	1	1	—	—	—	—	1	3,58
„	Magistrat	84	90	75	83	80	6	3	2	2	—	2	—	—	—	1	—	—	—	—	—	3,88
Königshofen	Bez.-Amt	105	109	115	124	103	7	5	21	3	9	1	—	1	2	1	—	—	—	—	—	8,91
Lohr	„	194	166	172	190	181	7	4	5	7	1	—	1	1	2	2	—	1	—	—	—	3,43
Marktheidenfeld	„	269	281	251	261	272	7	14	18	6	4	—	—	—	3	2	—	—	1	—	—	4,12
Mellrichstadt	„	123	122	128	118	117	5	8	12	5	8	—	—	4	1	—	—	—	—	—	—	7,07
Miltenberg	„	196	207	207	199	180	6	4	9	4	5	1	—	2	—	—	—	—	—	—	—	3,13
Neustadt a. S.	„	190	175	153	205	149	6	17	9	4	10	—	1	4	9	1	—	—	—	—	—	6,99
Obernburg	„	221	256	295	249	294	5	11	10	2	4	—	—	2	—	1	—	—	—	—	2	2,81
Ochsenfurt	„	308	259	271	213	200	5	15	8	5	8	—	1	—	1	1	—	—	—	—	—	3,51
Schweinfurt	„	351	323	286	369	359	11	18	6	4	5	3	1	1	1	—	—	2	1	—	—	3,14
„	Magistrat	284	295	187	247	246	10	11	16	5	5	—	—	1	—	—	—	—	—	—	—	3,81
Würzburg	Bez.-Amt	504	453	375	439	416	13	30	10	5	12	1	4	1	3	—	—	—	—	—	—	3,61
„	Magistrat	793	635	581	691	734	38	23	19	5	8	9	5	7	5	7	—	—	—	—	—	3,66
Summe für den Reg.-Bezirk		6791	6291	6162	6285	6232	201	278	277	99	176	26	26	47	51	24	1	4	3	4	3	—
Schwaben.																						
Augsburg	Bez.-Amt	343	332	342	305	379	15	37	37	8	12	3	—	2	2	4	1	—	—	—	—	7,05
„	Magistrat	811	740	632	732	721	43	101	65	19	33	14	12	11	4	11	5	1	—	—	—	8,77
Dillingen	Bez.-Amt	263	335	419	424	348	3	33	2	28	13	1	3	3	1	2	—	—	—	—	1	5,03
„	Magistrat	57	21	53	63	57	—	2	—	12	10	2	—	—	1	5	—	—	—	—	—	12,74
Donauwörth	Bez.-Amt	275	335	318	341	280	4	15	3	27	6	1	—	1	—	1	—	—	—	—	—	3,74
„	Magistrat	21	31	24	32	28	3	2	—	5	2	1	—	—	—	1	—	—	—	—	—	10,29
	Übertrag	1770	1794	1788	1897	1813	68	190	107	99	76	22	15	17	8	24	6	1	—	—	1	—

[1]) Das zum 16. Oktober 1908 aus dem vorher zum Bezirksamt Hersbruck gehörigen Amtsgerichtsbezirk Lauf neu errichtete Bezirksamt Lauf bildet vom genannten Zeitpunkte ab einen selbständigen Aushebungsbezirk im Landwehrbezirk Nürnberg.

[2]) Die mit Wirksamkeit vom 1. Januar 1908 in die Klasse der kreisunmittelbaren Städte eingereihte Stadt Bad Kissingen bildet vom genannten Zeitpunkte ab einen selbständigen Aushebungsbezirk des Landwehrbezirks Kissingen.

1		2					3					4					5					6
Aushebungsbezirk		Zahl der bei der Aushebung wirklich vorgestellten Militärpflichtigen im Jahre					Von den in Spalte 2 Aufgeführten wurden wegen leichten Grades von Kropf — voller Hals, Gebirgshals — für tauglich befunden					ausgebildeten Kropfes für landsturmtauglich befunden					hohen Grades von Kropf dauernd untauglich zu jedem Militärdienst befunden					Prozentzahlen aus sämtlichen Jahrgängen
		1906	1907	1908	1909	1910	1906	1907	1908	1909	1910	1906	1907	1908	1909	1910	1906	1907	1908	1909	1910	
Schwaben.																						
	Übertrag	1770	1794	1788	1897	1813	68	190	107	99	76	22	15	17	8	24	6	1	—	—	1	—
Füssen	Bez.-Amt	149	193	226	204	230	2	43	13	56	13	4	5	4	1	—	1	—	—	—	—	14,18
Günzburg	„	222	291	291	306	247	7	11	6	54	13	2	2	1	2	—	1	—	—	—	—	7,29
„	Magistrat	33	41	40	36	26	—	2	3	2	1	—	—	—	—	1	—	—	—	—	—	5,11
Illertissen	Bez.-Amt	101	150	149	262	207	3	9	5	23	20	—	—	1	1	1	—	1	—	—	—	7,38
Kaufbeuren	„	150	241	240	255	243	1	29	10	17	10	1	2	2	1	2	—	—	—	—	—	6,64
„	Magistrat	35	54	63	84	62	1	12	2	6	6	—	1	1	—	—	—	—	—	—	—	9,73
Kempten	Bez.-Amt	356	407	419	453	434	15	89	48	61	13	19	14	14	16	7	—	—	—	—	1	14,35
„	Magistrat	150	176	166	166	157	3	34	6	25	7	7	7	5	—	4	1	—	—	—	1	12,28
Krumbach	Bez.-Amt	184	219	225	205	181	3	11	7	19	5	1	1	—	1	1	—	1	—	—	—	4,92
Lindau	„	360	394	370	380	398	8	94	35	68	27	9	12	5	11	14	3	4	2	1	4	15,61
„	Magistrat	504	396	367	394	308	17	62	16	36	14	9	14	8	7	6	—	—	—	1	—	9,63
Memmingen	Bez.-Amt	195	311	307	393	337	4	15	14	30	17	1	3	1	4	5	—	—	—	—	1	6,15
„	Magistrat	51	64	75	89	72	3	5	3	10	2	1	1	1	2	2	—	—	—	—	—	8,54
Mindelheim	Bez.-Amt	208	270	316	375	302	3	20	8	24	16	3	2	—	4	3	1	—	—	—	1	5,77
Neuburg a. D.	„	262	267	307	353	279	1	13	1	15	5	—	—	—	—	1	—	—	—	—	—	2,83
„	Magistrat	44	29	48	50	54	—	5	—	2	2	1	1	—	—	—	—	—	—	1	—	5,33
Neu-Ulm	Bez.-Amt	132	164	164	259	203	2	8	2	19	16	2	1	3	5	5	2	—	—	—	—	7,05
„	Magistrat	80	116	107	118	106	2	5	2	18	7	1	1	—	3	—	—	1	—	—	—	7,59
Nördlingen	Bez.-Amt	268	228	249	271	245	9	22	9	5	8	1	—	—	—	2	—	—	—	—	—	4,44
„	Magistrat	55	57	63	63	61	12	3	5	6	1	—	1	1	—	—	—	—	—	—	—	9,79
Mkt. Oberdorf	Bez.-Amt	250	272	295	320	299	7	68	25	63	17	12	15	—	5	3	4	—	—	1	1	15,38
Schwabmünchen	„	237	220	178	199	204	7	23	—	6	10	7	—	—	2	2	1	—	—	—	—	5,58
Sonthofen	„	353	395	432	393	417	9	27	54	66	31	11	15	14	14	12	2	—	2	—	1	12,96
Wertingen	„	174	179	150	172	171	4	12	8	7	6	3	—	1	—	—	1	1	—	—	—	5,08
Zusmarshausen	„	142	126	98	132	124	4	11	4	1	4	—	1	1	1	—	—	—	—	—	—	4,35
Summe für den Reg.-Bezirk		6465	7054	7133	7829	7180	195	823	393	738	347	117	114	80	88	95	23	9	4	4	11	—

Namenregister.

Sachregister.

Verlag von Julius Springer in Berlin.

[illegible] und die chirurgische Behandlung der chronischen Magen[illegible]. Von [illegible] ... 1906. Preis M. [illegible]

Lehrbuch der Herzkrankheiten. [illegible] ... Berlin ... [illegible] ... Wien ... [illegible] ... Heidelberg ... [illegible] ... Leipzig ... [illegible]

Handbuch und Atlas der chronischen ... [illegible] ... Preis [illegible] 1908. In Leinwand gebunden M. [illegible]

Handbuch der Hämatologie. Bearbeitet von [illegible] Berlin, [illegible] Berlin, [illegible] Berlin, [illegible] Tübingen, [illegible] Berlin, [illegible] Wien, [illegible] Berlin, [illegible] Forster-Berlin, [illegible] Berlin, [illegible] Budapest, [illegible] Berlin, [illegible] Paris, [illegible] Lewandowsky-Berlin, [illegible] Levy-München, [illegible] Wien, [illegible] Paris, [illegible] Graz, [illegible] Wien, [illegible] Budapest, [illegible] Wien, [illegible] Berlin, [illegible] Heidelberg, [illegible] Weber-Berlin, [illegible] ... Herausgegeben von [illegible] Berlin.

[illegible] Preis M. [illegible] M. [illegible]

[illegible] 1911. Preis M. [illegible]

[illegible] M. [illegible]

[illegible] (Band [illegible]) [illegible]